刮痧对症治疗保健全书

张海媛／编著

金盾出版社

图书在版编目（CIP）数据

刮痧对症治疗保健全书 / 张海媛编著 .—北京：金盾出版社，2015.1
ISBN 978-7-5082-9296-0

Ⅰ.①刮… Ⅱ.①张… Ⅲ.①刮搓疗法 Ⅳ.① R244.4

中国版本图书馆 CIP 数据核字（2014）第 046862 号

金盾出版社出版、总发行

北京太平路5号（地铁万寿路站往南）

邮政编码： 100036 电话： 68214039 83219215

传真： 68276683 网址： www.jdcbs.cn

封面印刷：北京市松源印刷有限公司

正文印刷：北京市松源印刷有限公司

装订：北京市松源印刷有限公司

各地新华书店经销

开本：720×1000 1/16 印张：13

2015年1月第1版第1次印刷

定价：29.80元

（凡购买金盾出版社的图书，如有缺页、
倒页、脱页者，本社发行部负责调换）

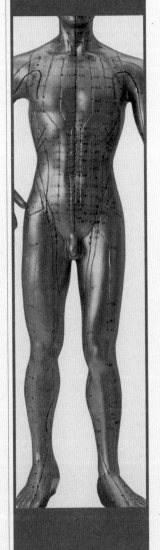

随着现代人生活水平的提高和保健养生观念的增强，人们也越来越重视自身的健康。人们在生病的时候，不会再把健康仅仅寄托于药物，还会去寻找一些自然疗法。刮痧疗法乃是自然疗法之首，可以达到有病治病、没病防病的效果，因此，越来越受到人们的喜爱和推崇。

刮痧疗法历史上就是平民百姓不花钱就能治病的好方法，可追溯到旧石器时代，是我国两千多年来民间防病治病的经验总结，是民间疗法精华之一，也是祖国医学的重要组成部分。它是以砭石刮痧板或水牛角刮痧板等为主要工具，配以十多种手法，作用于人体体表经络穴位与病灶点，从而疏通经络、开通腠理、活血化瘀、排除毒素，达到治疗疾病、强健体魄的目的。

千方百剂，不如刮除病气。医药虽能治病，却也给身体造成了无法预计的不良反应，而刮痧则避免了医药治病存在的弊端，是一种绿色安全的自然疗法，像中暑、感冒、腹泻等小毛病，常常是手到病除；并可通过扩张毛细血管，增加汗腺分泌，促进血液循环，帮助治疗关节炎、高血压、糖尿病及心脑血管病、肌肉酸痛等疾病；也可帮助孩子祛除小儿惊风、便秘、腹泻等病症，还有助于调整经气，解除疲劳，增加免疫功能等。此外，刮痧疗法其独有的祛瘀生新、排毒养生的功效能让人们轻松养出一副好身体。总之，工作劳累、气候失常、不良的生活习惯等常常招来的小病小灾，只要平时坚持为自己刮痧治疗，定能去除小病，预防大病，健康永驻。

刮痧祛病养生，有着很多优点。首先，刮痧疗法无须专业技能，工具简便不花分文，为老百姓节省了高额的治疗费用，减轻了家庭负担。其次，刮痧疗法只需借助一块刮痧板和简便的手法，便能轻轻松松祛除病痛，是纯天然的绿色疗法，避免了打针、吃药给身体造成的不良反应，消除了患者的后顾之忧。最后，因刮痧疗法简便易学、适应广泛、疗效显著，对于很多常见病，在家即可施治，解除了病人长期跑医院的烦恼，还能为病人营造一个舒适安心的治疗环境，所以更适合家庭自疗使用。

　　对症刮痧祛百病，常见健康烦恼一扫光。然而，要想利用刮痧对症治疗生活中的常见病，达到治病养生的目的，还必须有科学的指导，因为人体的穴位有上百个，刮痧的具体方法也有近百种，二者有一方面没有把握好就会使疗效大打折扣，甚至会给身体带来负面影响。为此，我们精心编写了《刮痧对症治疗保健全书》一书，专门为读者提供科学、安全可靠的指导。书中首先详细阐述了砭石与刮痧的关系，刮痧保健与治疗原理等，以及刮法、按法、点法、摩法等具体手法。之后详细介绍了60种常见病、13种亚健康症状、16种美容瘦身问题、8种不良体质刮痧改善方法。通俗易懂的特效刮痧穴位解析，高清彩图演示，边看边学，边学边用，尤其适合零中医基础的读者使用，帮你轻松刮走疾病，刮出健康。

　　翻阅本书，您会发现，平日在常见病、亚健康症状、保健、体质调养等方面遇到的一些困惑，在本书中都能找到解决的方法。无需花费过多的时间，只要你按图索骥，一步一步跟着书中的讲解操作，你也可以学会用刮痧为自己、为家人解急时之需。无需打针吃药，一本书解决全家男女老少健康问题。

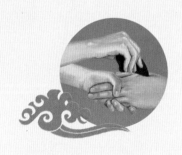

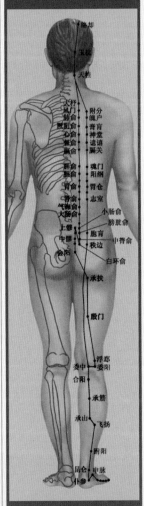

目录

CONTENTS

第三章　常见病症对症治疗

第四章　刮痧治疗亚健康状态

第五章　美容瘦身刮痧法

第六章 选择适合自身体质的刮痧养生术

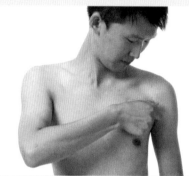

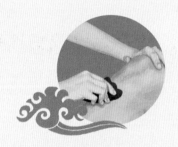

第一章

刮痧

——『一刮多效』的自然疗法

●刮痧作为一种传统的自然疗法具有几千年的历史，是中医治病强身方法的重要组成部分，它是以中医理论为基础，用器具在皮肤相关部位刮拭，以达到通经活络、活血化瘀的目的。明代的郭志邃在《痧胀玉衡》一书中完整地记录了各类痧症共100多种。到了现代，这种「一刮多效」的自然疗法已被大众所熟知，但普通大众苦于对刮痧的了解不足，无法将刮痧的妙处发挥到极致。本章将为读者朋友们科学、翔实、精练地介绍一些刮痧的理论知识，希望这些简单明了的语言能让你一看即懂，一用即灵。

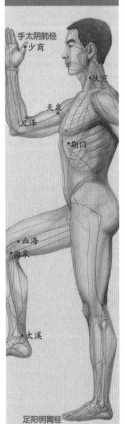

手太阴肺经
少商
扶突
天泉
尺泽
期门
血海
阴泉
太溪
足阳明胃经

刮痧为什么能治病

生活中，有人对刮痧治病深信不疑，有人则持有怀疑态度，亦有人完全否定刮痧理论。那么刮痧到底能不能治病？它的理论依据是什么呢？

中医理论中的精华

所谓的刮痧就是用刮痧板蘸取适量的刮痧油在患处皮肤上反复刮动。"刮痧"的"痧"字也就是"痧症"。这种疗法的出现要追踪到旧石器时代。当时医学条件非常贫瘠，人们患病时出于本能用手或者其他物品刺激身体的某些部位，有时误打误撞竟然能使疾病得到缓解。为此，古代的医者便开始研究其中的道理，通过长期的实践与积累，终于总结出了砭石治病的方法，这便是刮痧的雏形。

明代著名的医学家张凤逵在他的《伤暑全书》中详细记载了痧症的发病原因、发病原理以及症状，并对该疗法给予了细致入微的描述。他认为外界的邪毒通过人的皮肤表层侵入到人体内部，会阻塞人体的经络，导致气血流通不畅；邪毒从口鼻入侵人体，就会阻塞络脉，导致络脉的气血运行受阻。这些邪毒在体内蓄积得越多，对人体的影响越大，久而久之便可形成燎原之势，遇到这种情况时，可采取刮痧放血的办法予以治疗。除此之外，许多中医典籍里都对刮痧有详细的论述。

由此可见，刮痧并非是无稽之谈，它是一门非常深奥的中医理论，是中医强身疗疾的重要组成部分，确实具有治病强身的作用。

刮痧的理论依据

刮痧是根据中医十二经脉及奇经八脉、遵循"急则治其标"的原则，利用特定的刮痧手法，强烈地刺激经络，使受刺激部位的皮肤发红充血，通过这种良性的刺激打开经络穴道，充分发挥营卫之气，改善局部微循环，以达到治病驱邪气、疏通经络、活血化瘀、舒筋理气、清热除湿、消肿止痛、祛风散寒的目的，进而增强机体免疫力，实现有病治病无病强身的理想状态。

刮痧治病不仅有强大中医理论做基础，现代医学对这一古老的治病手法也做出了验证，据临床研究发现，刮痧可以扩张毛细血管，增加汗腺分泌，促进血液循环，许多疾病导致的风寒痹症都可以通过刮痧予以治疗，且有立竿见影之效。另外，经常坚持刮痧，还可以起到调整经气、舒缓疲劳、提高免疫力的作用。

通过刮痧诊断疾病，防病于未然

看过中医的人都知道，中医一般是以"望""闻""问""切"的方式来诊断疾病。其实，刮痧也是中医里的一种诊病手法，只不过不常被应用。刮痧诊病是以中医经络脏腑理论为指导，可以明显、直白地提示出人体的经脉、脏腑器官有无发病现象。刮痧诊断是在机体组织尚未出现明显的病变或刚刚出现轻微病变时提前发现病变部位，常被称之为"治未病"的最佳手法。那么，刮痧诊断疾病具备哪些独到之处呢？

▌能判断机体亚健康和疾病的部位

从出痧和再现阳性反应的部位可以判断出机体的亚健康症状或疾病部位，同一种亚健康症状或同一种疾病，出痧和出现阳性反应的部位是有一定规律可循的，痧象是按照人体的经络循行、全息穴区分布，与脏腑器官、经络的病理状态有直接的关系。倘若人们能掌握这一规律，就可以根据出痧的情况和阳性反应的部位判断出亚健康以及疾病发生的具体位置。

▌能判断机体亚健康的轻重程度

人体经过刮痧后，身体上的同一部位，所显痧的颜色深浅、痧的形态、疏密不同所反应的亚健康轻重程度不同，面积越大、痧越多、颜色越深表示亚健康的程度越严重。另外，从刮痧的阳性反应上也能判断出亚健康的轻重程度。中医研究认为，皮下或肌肉组织发现有结节或条索状的阳性反应，不伴有疼痛感觉，表明虽然经脉气血瘀滞时间长，但却是以前病变的反应，目前尚未出现症状；如果发现有结节或条索状的阳性反应，并伴有经脉气血瘀滞时间长，有疼痛感，说明机体仍有炎症或症状表现。

▌能判断出体质特点及患病情况

通过出痧的色泽、疏密、形态还可以判断出人的体质类型、患病原因、患病情况。另外，从刮痧的阳性反应中不同的疼痛表现也可判断出患病情况。例如，刺痛是血液运行不畅导致的血瘀证；胀痛是气机运行受阻导致的气郁、气滞证；酸痛是气血不足导致的虚证。

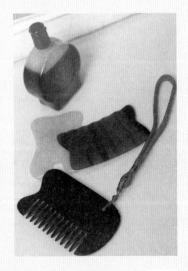

刮痧能够改善亚健康状态

现如今，"亚健康"已不再是个新鲜词，似乎已悄无声息地潜藏在了大多数现代人的体内。人们经常感到精神萎靡、睡眠质量下降、四肢无力、记忆力下降等不良症状。此时，你需要调整生活节奏，关注自己的健康状态了。那么，说来说去到底什么是亚健康，又与刮痧有着怎样的渊源呢？

了解亚健康

所谓的亚健康状态就是指人体处于健康与患病之间这一过渡阶段，这一阶段是由量变转变成质变的过程。人处于亚健康状态时，体内的各器官组织活力降低，功能下降，久而久之便会出现这样或那样的不适症状。例如，全身疲惫，即便充分休息后疲惫状态也不能得以改善；记忆力下降，刚刚做过的事情就不记得了；胸闷气短，总感觉有一口气堵在胸口，憋闷不舒服；食欲减退，即便平时再可口的饭菜也觉得索然无味……遇到这些情况时，许多人都怀疑自己是否得了重病，结果到医院检查后并未发现任何器质性病变，这就是所谓的亚健康了。究其成因，可能与人体微循环障碍有关，也就是中医所说的"气血运行不畅"，血液在血管中流通受阻，以至于无法将营养物质输送到全身各个部位，机体的组织器官得不到充足的营养补给，功能会受到影响。此外，血液循环能力降低，人体内的代谢产物也无法顺畅地排出体外，又会促使形成或加重微循环障碍，如此便形成了一个恶性循环，久而久之人体的健康就会受到影响，亚健康状态便形成了。

亚健康自测

对照下列症状，检查一下自己是否处于亚健康状态以及亚健康的程度。如果测试总分超过 30 分，就表明已经处于亚健康状态，如果测试总分超过 50 分，就需要好好调整自己的身体，如果测试总分超过 80 分，说明你的健康已经亮起红灯，建议去医院进行一下检查，了解自己的身体有无异常。

❶ 早上起床时，有持续的头发丝掉落。5 分

❷ 感到情绪抑郁，时常发呆。3 分

❸ 记忆力减退，昨天想好的某件事，今天怎么也记不起来了，且此状况时有发生。10 分

❹ 无法进入工作状态，觉得工作令人厌倦。5 分

❺ 不想面对同事和上司，不愿与人沟通。5 分

❻ 工作效率下降，上司已表达了对你的不满。5 分

❼ 工作一小段时间后，就感到身体倦怠，胸闷气短。10 分

❽ 莫名其妙地感到烦躁，但又没有精力发作。5 分

⑨ 食欲不振，即使面对口味非常适合自己的菜，也无法提起精神。5 分

⑩ 盼望早早下班回家，躺在床上休息片刻。5 分

⑪ 对城市的污染、噪声非常敏感。5 分

⑫ 不再像以前那样热衷于朋友的聚会，有种强打精神、勉强应酬的感觉。2 分

⑬ 晚上经常睡不着觉，即使睡着了，也经常做梦，睡眠质量差。10 分

⑭ 体重有明显的下降趋势。10 分

⑮ 免疫力下降，春秋流感一来，自己肯定最易被传染。5 分

⑯ 性能力下降，经常感到疲惫不堪无力应付。10 分

刮痧可改善亚健康状态

为什么说刮痧能改变亚健康状态呢？这要根据刮痧疗疾的特点来讲。中医认为，刮痧具有活血化瘀、排毒解毒、促进气血循环的作用。在人体微循环障碍的部位进行刮拭后，刮痧板向下的压力会迫使淤积在体内的有害物质从毛细血管壁渗出，存在于皮下肌肉组织之间，这就是我们所看到的"痧"。只要人体有微循环障碍，刮痧后就一定会有"痧"的痕迹，亚健康状态较轻者出痧的量少、色红，亚健康状态较重者会出现痧多、色青紫的痧象。机体经过刮痧后，体内堆积的毒素得以排出、气血运行畅通无阻，组织器官得到了充足的营养供给，生理功能便得以正常发挥，亚健康状态也会得到很好的改善。在利用刮痧改善亚健康状态的过程中，如果能选择具有改善亚健康作用的相关经络穴位和全息穴区进行刮痧，效果更好，身体的免疫功能、脏腑组织都能恢复正常。

健康知识一点通：刮痧保健的 5 大优势

❶ 安全：俗话说"是药三分毒"，刮痧既不用打针也不用吃药，只需在人体表面进行刮拭，便可起到改善气血运行、活血化瘀等效果，对身体没有任何损伤，更不会给身体增加任何负担，可以说是一种安全有效的健康疗法。

❷ 性价比高：刮痧不必准备多么复杂的工具，只需一薄厚合适、材质对身体无害、使用起来顺手的刮痧板和一瓶刮痧油即可。刮痧板和刮痧油在各大中药店均能买到，且价格低廉，普通大众均能接受。

❸ 见效快：中医里有句名言叫"通则不痛，痛则不通"。这里所说的"不通"指的是经络受阻，气血运行不畅导致疼痛的发生，这也是引发多种疾病的根源。刮痧过程中的出痧即是疏通经络的过程，接受过刮痧治疗的人有过这样体验：刮痧前患病部位疼痛难忍，随着痧的出现疼痛症状明显减轻甚至消失，这便是刮痧的另一大优势——见效快。

❹ 适用范围广：刮痧在中医领域中是一项非常重要的治病手法，直至今天刮痧已被广泛应用于各科常见病的治疗，凡用于针灸、按摩、放血疗法的病症均适用于刮痧。除此之外，刮痧对一些疑难杂症的治疗有着令人意想不到的效果。

❺ 操作简单：刮痧时只需掌握人体各部位的基本刮拭操作，随时随地可以进行。

刮痧——内外兼养美容法

拥有一张白皙无瑕、光滑水润的脸蛋，相信是所有女性梦寐以求的愿望。然而，天不作美，"面子"问题层出不穷，这让爱美的你大伤脑筋。其实，要想获得姣好容颜很简单，刮痧能帮你大忙。

"面子"问题的根源

举个例子来说，人的皮肤就像是鲜嫩的树叶，嫩绿的树叶源自植物健康的根茎，当根茎营养不足时，嫩叶便会枯萎。人的皮肤也是如此，当人体的内环境被沉积的代谢物污染后，气血的运行便会受到阻碍，肌肤便得不到足够的营养供给，便会出现皮肤暗淡无光、干燥、生出皱纹，倘若皮肤局部积聚的代谢废物过多，还会出现色斑、痤疮等皮肤疾患。头部皮肤和相关组织受到影响时，就会出现头部皮脂分泌过剩、头屑不断、头发干枯分叉、头发早白、脱发等一系列问题。除此之外，人体内的代谢失调还会导致皮肤松弛、局部脂肪堆积，严重影响形象。

面部刮痧美白祛斑

为了拥有一副完美容颜，许多爱美女性往往花费大量的时间及金钱出入美容院、购买高档的化妆品，这种做法是采取外部供养法为皮肤补充养分，属于治标不治本的暂缓法。而刮痧则打破了这一外部供养的美容方式，主张由内而外改善肌肤问题。刮痧美容侧重的是恢复皮肤细胞自身的代谢功能，将丰富的营养素和氧气源源不断地输送给皮肤组织细胞，以缓解皮肤局部缺氧状态，激活和增强皮肤细胞的代谢能力，使肌肤无瑕透白、水润有光泽。有一点需要注意的是，面部是暴露在外的肌肤，与身体其他部位的肌肤有所不同，如果直接在面部上刮痧操作，有些女性朋友可能无法接受这一方法，担心刮痧的痧痕会留在脸上影响美观，实际上面部刮痧美容有一种特殊的方法，既可达到较好的美容效果，又不必出痧。

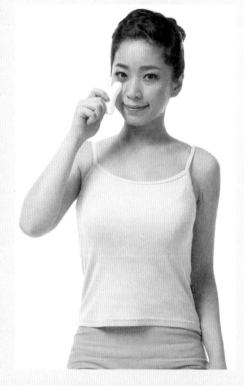

具体方法为：面部刮痧前首先要在整个脸部涂上一层专用的美容刮痧乳，然后用刮痧板按照从上而下、从内向外的顺序沿着肌肉纹理的走向进行刮拭。所施力度要轻，以疏通经络、不出痧为宜。在实际操作时，一般以刮至有热效应刮出痧气为宜。当被刮痧者感觉面部微热，有蒸脸或热敷面的感觉时即可，还有个别的被刮痧者会感到面颊、发际处有轻微的跳动感或蚁行感，或因血流循环加快而心情舒畅的惬意感。一般来说，面部刮痧进行到这一程度即可，大多数人的面部红热感觉可以快速恢复正常，而不影响面部肌肤的观感。如果把握不好这一力度，还可以根据被刮者的自身感受调整刮痧力度，一般情况下以被刮痧者面部不产生疼痛且伴有舒适感为佳。这就要求刮痧者要掌握好刮拭的角度，一般情况下刮痧的角度要小于15°，刮拭的速度应控制在自然呼吸状态下一呼一吸2～3下，采用平刮法、推刮法、揉刮法、提拉法、摩刮法刮拭。面色不佳、色斑丛生的人，可选用推刮法1厘米1厘米地进行刮拭，认真寻找阳性反应点，找到后酌情采用平刮法、推刮法、揉刮法消除阳性反应，即可获得白皙无瑕的完美肌肤。

▌循经刮痧美容之根

每个人的面部问题是千差万别的，有的人面部容易长痘痘，有的人面色晦暗，有的人爱长黄褐斑等。中医认为，刮痧具有诊断疾病的作用，通过循经刮痧可以找出引发"面子"问题的相应脏腑器官，然后刮拭和刺激相关经络穴位和脏腑器官的全息穴区，以调理气血，调节脏腑功能，来改善人体功能，使人体恢复健康状态，这也是治疗面部问题的根本方法。

─── 健康知识一点通：根据痧象判断潜在的美丽威胁 ───

❶ 重度出痧：身体经过刮拭后皮肤表面出现2厘米左右宽的痧象，且颜色呈青色或青黑色，多伴有一个或多个包块、青筋样痧斑，且出痧的位置明显高于其他部位的皮肤。这种情况属于严重的微循环障碍，也就是中医所说的"气血运行不畅"，是由于体内的经脉运行滞缓，机体内的器官处于缺氧状态所致，这种情况会诱发多种肌肤问题。

❷ 中度出痧：所谓的中度出痧即是指痧的直径大于2厘米，且颜色呈紫红色、青色斑片状痧斑，与皮肤持平或略微高出其他部位的皮肤。这种出痧情况预示着人体的经脉已经发生瘀滞状况，只不过尚未达到严重的程度，人体内的器官组织已出现中度缺氧状况。

❸ 轻度出痧：人体被刮拭的部位出现1个或多个直径在1～2厘米，且颜色呈淡红色、红色较密集的片状痧斑，但被刮拭的部位不高于皮肤。这种情况提示人体内的气血已经出现了运行缓慢的情况，人体的组织器官已经轻度缺氧。

❹ 少量出痧：人体经过刮拭后，出现少量的痧点、痧斑，刮拭部位与其他皮肤持平。这种痧象预示人体处于健康状态。

有关刮痧的常识问答

有些人一直对刮痧存在这样或那样的疑问，本小节提炼了人们对刮痧最关心的几个问题，并做出了科学的答复，希望能帮助读者朋友科学地了解刮痧。

▌问题：刮痧会不会损伤血管

回答：有的读者可能会问："刮出来的痧呈现出血红色，是不是血管破了导致血液外流，深入皮下组织？"这种看法是不正确的。在微循环障碍的部位进行刮痧，刮痧板向下的压力挤压毛细血管，血液便从毛细血管壁间隙渗透、外溢到皮下组织间隙，这就是中医理论中所讲的出痧过程。当刮痧板停止对皮肤施压时，出痧情况立即停止。倘若是血管破裂，流血不会立即停止，可见刮痧并不会损伤血管，更不会将血管刮破。

▌问题：痧斑和瘀血有什么区别

回答：平时，我们的身体受到一些磕碰，会出现瘀血斑，而刮痧过程中也会有痧斑的出现，二者在形态上有着相似的地方，但在原因、部位、出血的成分、血管的状态以及出血量的多少、出血后对身体的影响等方面都有着本质的区别。

从出血的原因上来看，痧斑是由适当的外力形成的，而瘀血则需要相当强度的外力才能产生；从出血的部位来看，痧斑是由毛细血管中的血液通过血管壁间隙渗透、外溢到皮下组织间隙形成的，而瘀血的形成则可能是血管出血引起的；从血液的成分上来看，刮痧所出现的血痕，主要成分是代谢物，而瘀血的血液大多是人体内的正常血液；再由血管的通透性上看，刮痧针对出现流通障碍部位进行刮拭，以出现痧斑来改善血管的通透性，而瘀血则是正常血管受伤流血所致；刮痧的出血量与形成瘀血的出血量也不一样，前者出血量较少，后者相应较多。

▌问题：刮痧会不会像《刮痧》这部电影里演的那样可怕

回答：看过《刮痧》这部电影的人可能被其中的故事情节吓到了，认为刮痧是一件非常可怕的事情。患者通过刮痧皮肤表面会出现红、紫、黑斑，这在中医刮痧理论中是一种非常正常的自然反应，痧斑一般在 3 ~ 5 天内自然消退。刮痧前，正规的中医师会先在被刮者的施术部位涂抹刮痧油，这样可避免发生皮肤损伤，手法选用得当基本上不会出现剧烈的疼痛。而很多外国人不懂得中医理论中这种特殊的治病方法，因此才把刮痧看作是一种非人道的行为，才会把刮痧这一神奇的治病方法引入了歧途。

第二章

刮痧前应了解的知识

● 我们一直强调刮痧是一种简单、有效的治病、养生保健方法，但是这要建立在科学掌握刮痧相关知识的基础上，才能让刮痧为我所用。所以，在实施刮痧之前，我们有必要先了解刮痧的常用器具、基本手法等知识。

刮痧常用器具

　　刮痧所需要的器具都非常简单、易得，在市场上或各大中药房均能买到。下面几种刮痧器具，是实际操作过程中的必备之物，刮痧前需准备好。

常用的刮痧器具

器具	具体作用	购买技巧
水牛角刮痧板	水牛角性寒，味辛、咸，具有行气活血、软坚散结、清热解毒、发散行气的作用	真正的水牛角刮痧板有6个特点：①具备天然的纹理或带小白点的斑纹。②较重。③刮痧板身颜色乌黑且有亮泽。④不易变形、断裂、沾染污垢，在常温下能保持常态。⑤不起静电。⑥火烤后产生浓烈的毛发焦味
玉石刮痧板	玉石性平，味甘，具有滋润心肺、清肺热、清音哑、安神、定虚喘、滋养五脏六腑的作用	市场上，有用塑胶、着色玻璃、大理石等材质冒充玉石材质的刮痧板，所以购买时要当心，可本着看、听、测的原则检验玉石刮痧板的真伪。看：主要是观察晶体透明度，真玉透明度较强，油脂光泽；听：真玉声音清脆，反之声音闷哑；测：真玉从玻璃上划过，会留下划痕，而玉石本身则丝毫无损
砭石刮痧板	具有行气活血、通经活络、消炎止痛、排毒驱邪、安眠、抗疲劳、提高身体免疫力的作用	真正的砭石刮痧板具有两个特点，第一，敲击时发出金属般清脆悦耳的声音；第二，用砭石刮痧板在皮肤上刮拭，不会产生不适的感觉，更不会损害皮肤
刮痧油	具有活血化瘀、清热解毒、消炎镇痛的作用。质量合格的刮痧油无任何不良反应，渗透性强、润滑效果极佳	购买刮痧油时，最好选择纯天然植物剂型，此类产品痧效果最佳。另外，购买刮痧油最好到正规商店购买，以防买到假冒伪劣产品
毛巾	刮痧前用于清洁肌肤，刮痧后擦拭身体上剩余的刮痧油	购买时，应选择质地柔软，对皮肤无刺激、无伤害的天然纤维织物

刮痧基本手法

　　刮痧器具准备就绪后，尚不能直接进入刮痧治病保健中，还需要掌握一些刮痧的基本手法，才能将刮痧应用得游刃有余。

持板的手法

　　用大拇指与其余四指呈弯曲状相对捏住刮痧板，使刮痧板的下底边缘横在手掌心部。刮痧时，用手掌心部位施力向下按压。

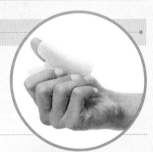

【面刮法】

具体做法：用手握住刮痧板，将刮痧板横向一侧边缘与皮肤贴合，刮痧板向刮拭的方向倾斜45°，自上而下或由内而外均匀地向同一方向直线刮拭。切忌来回反复刮拭。

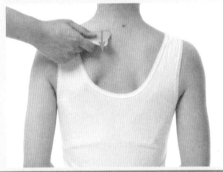

适用部位：该法适用于躯干、四肢、头部、背部等面积较大、平坦的部位。

【角刮法】

具体做法：角刮法又分为单角刮法和双角刮法，单角刮法是指用刮痧板的一个角朝刮拭方向倾斜45°，在穴位处自上而下进行刮拭。双角脚刮法是指用刮痧板凹槽部位对准脊椎棘突，凹槽两侧的角可贴在脊椎棘突和两侧横突之间的部位，向下倾斜45°，自上而下进行刮拭。

单角刮法

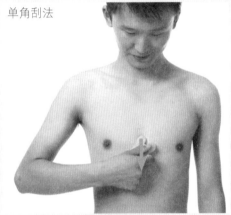

双角刮法

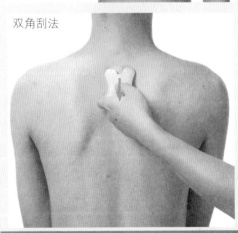

适用部位：单角刮拭适用于膻中、风池等穴位；双角刮拭适用于脊椎部位。

【厉刮法】

具体做法：所谓的厉刮法，是指将刮痧板双角一侧与被刮拭的穴位呈垂直角度，刮痧板紧贴皮肤并施以一定的压力，前后或左右进行短距离的刮拭。

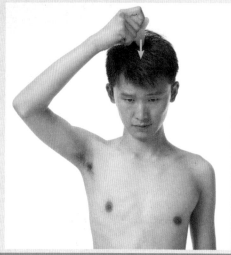

适用部位：此法适用于头部穴位。

【按揉法】

具体做法：用刮痧板的平面部位紧贴于穴位处，刮痧板的平面与穴位之间的角度应小于20°，缓缓地进行按、揉动作。

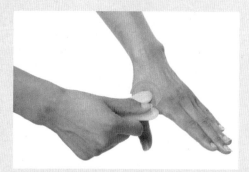

适用部位：此法适用于合谷穴、内关穴、足三里穴以及手足全息穴区和疼痛敏感点。

【点按法】

具体做法：用刮痧板的单角部对准穴位施力，刮痧板与穴位呈垂直状态。按压的力度需由轻到重，慢慢加力，按压片刻后撤掉刮痧板，多次反复进行。

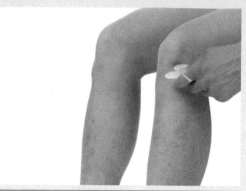

适用部位：此法适用于膝眼穴、人中穴等穴位。

【拍打法】

具体做法：将五指略微弯曲，手背稍微弓起，使手掌呈空心状，拍打相应部位。

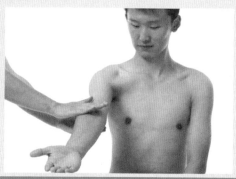

适用部位：此法适用于肘窝、膝窝等部位，躯干、颈部禁止适用。

【循经刮拭，舒经理气】

具体做法：沿着人体经络的走向及经络所在部位，用刮痧板横面的一侧边缘自上而下或自下而上进行刮拭。

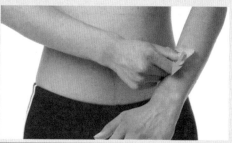

适用部位：此法适用于刮拭整条经络，对放松和疏经理气有着非常好的效果。

怎样准确取穴

穴位找得准确与否直接影响着刮痧效果。因此，准确地找到所取穴位的位置就显得格外重要。中医总结了几种取穴方法，能帮助人们快速、准确地找到穴位所在之处。读者朋友们可按照以下方法居家自行操作。

中医常用的 4 种取穴法

【 远端取穴 】

此法又叫作远道取穴，即在距离患病部位较远的部位取穴调理，此法在具体应用时，有本经取穴和异经取穴之分。

本经取穴：所谓本经取穴意思是指，经过诊断后确定病变所属何脏何经之后，即可选取与该经相关的部位进行调理。举个例子来说：如果脾胃功能出现异常，可选太白穴、三阴交穴进行刺激，以缓解脾胃部的不适症状。

异经取穴：某一个疾病的发生往往是多个脏腑功能异常导致的，而脏腑与脏腑之间，往往是彼此关联，相互影响的。因此调理必须统筹兼顾。举个例子来说，呕吐当属胃部疾病，可取中脘穴、足三里穴搭配进行治疗；倘若呕吐的发生是由肝气上逆引发胃气不降所致，则当同时取太冲穴、肝俞穴平肝降逆，使胃不受侮，呕吐症状即可得到缓解。

【 近端取穴 】

所谓的近端取穴，就是指在患病肢体、脏腑、器官的位置附近选取穴位进行刮痧治疗的一种取穴方式。举个例子来说，肩病取肩髃穴、臑俞穴；肾病取肾俞穴、志室穴；面颊病取颧髎穴、颊车穴；口齿病取大迎穴、承浆穴等。该取穴法在临床上应用非常广泛。

【 对症取穴 】

所谓的对症取穴，也可称之为随证取穴，是指针对某些全身症状或疾病的病因病机而选取腧穴，该取穴法是根据中医理论和腧穴主治功能而提出的。临床上，有许多病症都属于全身性疾病，很难辨别位置，此时采用上述的取穴方法往往不容易找到恰当的治病穴位，此时就必须根据病症的性质，进行辨证分析，将病证归属于某一脏腑和经脉，再按照随证取穴的原则选取适当的腧穴进行治疗。举个例子来说，心肾功能不合引发失眠，此病症应归心、肾两经，因此可取心、肾经上的神门、太溪等腧穴。

【 痛点选穴 】

即选取压痛点进行刮痧。临床上常用此法治疗扭伤、痹症等疼痛，效果非常显著。

快速找到穴位的位置

我们上文已经详细介绍过当疾病发生时，该如何寻找治病穴位，也就是该如何选取穴位。知道穴位的选取方法后，接下来要做的便是精准地找到穴位所在的位置进行刮痧治疗，这里为读者朋友们推荐一种既方便又准确的手指同身寸找穴法，大家在领略其中的要领后，就不必担心找不准穴位所在位置了。

【1寸】

以被刮痧者本人大拇指中节近端横纹处的宽度为1寸，此法适用于选取四肢部位的穴位；被刮痧者中指第二节弯曲时内侧两端纹头之间的距离也是1寸长，此法适用于选取四肢部腧穴的纵向比量和背部、腰部、骶部的横向定穴。

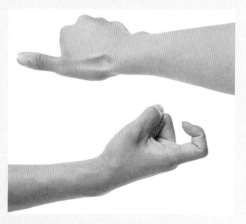

【1.5寸】

被刮痧者将单手的示指、中指并拢，以中指的第二节横纹为基准，宽度即为1.5寸。此法适用于四肢部位及腹部处的穴位选取。

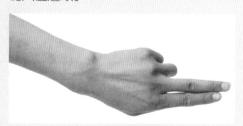

【2寸】

被刮痧者将单手的示指、中指、无名指并拢，以中指第二节横纹处为基准，其宽度即为2寸。此法可用于四肢部位及腹部处的穴位选取。

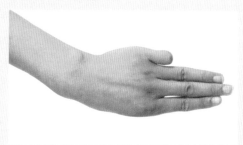

【3寸】

被刮痧者将单手除大拇指以外的其余四指并拢，以中指第二节横纹处为基准，其宽度即为3寸。此法适用于四肢及腹部处的穴位选取。

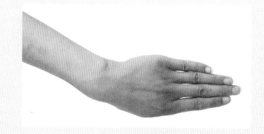

刮痧治疗的顺序、方向及时间要求

刮痧是一种非常严谨的治病、保健手法，在治疗的顺序、方向、时间间隔上都有明确的规定，初学刮痧的人需认真了解刮痧常识，以便能正确地掌握刮痧方法。

刮痧有序可循

通常情况下，刮痧要遵循先上后下，先腰背后胸腹部，先躯干后四肢，先阳经后阴经的顺序进行。为了方便刮痧，也可以先刮拭暴露在外的部位，如面部、手部等，然后再脱掉衣裤刮拭躯干、下肢部位，最后刮拭足部。

刮痧需注意方向

背部、腹部、四肢可遵循从上向下刮的原则，而面部、肩部、胸部需从内向外进行刮拭。

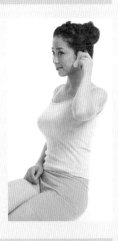

以上刮痧方向只是基本的原则，遇到具体情况应该采取灵活的手法操作，比如由于四肢骨骼的走向比较固定，因此遵循基本原则是没问题的，但肩背部的刮法则要更为注意，一味由上向下刮是错误的，正确的做法是应该顺着骨骼走向来刮，否则刮到骨头上，会出现瘀血现象，可能会影响睡眠。弧线刮法才是正确的方法，也就是说刮痧的移动路线是弧形的，刮后体表出现弧线形的痧痕，操作时刮痧方向要按照肌肉走向或骨骼结构特点而定。此法适用于胸背部肋间隙、肩关节、膝关节周围以及面部等部位。

刮痧在时间上的要求

如果是出于保健养生的目的进行刮痧，每个部位刮拭的时间宜较短，刮至皮肤有热感或皮肤微微发红即可，不必出痧，也没有间隔之说，可每天进行。如果是出于治病的目的进行刮痧，身体强壮者可刮至没有新痧出现时停止，对于身体较为虚弱的患者，刮痧的时间要稍短一些，只要出痧且患者产生同感即要停止刮拭。对于不易出痧的部位，毛孔微微打开即可停止刮拭。在肌肉紧张、僵硬、有结节的部位，只要毛孔打开结节部位稍有松软，僵硬、紧张的肌肉有所缓解即可停止刮痧。面部美容保健刮痧，每个部位刮拭的次数不宜超过 15 下。头部治疗刮痧，只要头部皮肤产生热感即可停止刮拭。

每次治疗刮痧不宜超过 40 分钟，初次采取刮痧治病的人，可适当缩短治疗时间。身体较弱的人每次治疗时间不能超过 20 分钟。对于治疗刮痧，同一部位两次刮痧时间间隔 5 ~ 7 天，原则是上一次刮痧的痧痕、痛感完全消失，才能开始下一次的刮痧治疗。

刮痧操作步骤

刮痧时，要选择条件比较舒适的操作环境，力求做到空气新鲜，室内温度适宜。炎炎夏季进行刮痧时，注意冷气不要开得过大，风扇不可对着人体直吹，室内温度让被刮痧者感到舒适为最佳。

刮痧是中医里的一个重要分支，在操作上也颇有讲究，我们在这里称其为刮痧三部曲。

第一步：确定刮痧体位

在选择刮痧体位时，并没有非常严格的规定，只要本着方便刮痧的原则选取姿势即可。大致可分为坐位、仰卧位、俯卧位、侧卧位。

坐位一般适合刮拭头、颈肩、胸部、背部、腰部等处。被刮痧者可端坐在凳子上，双手自然地放在双膝上，但要保证身体在刮痧时不摇晃。

仰卧位一般适合刮拭身体前部，如头部、头顶、侧头部、脸部、胸腹部等，被刮痧者可自然地仰卧于床上。

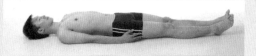

俯卧位一般适合刮拭人体后部，如头后侧、腰背部、下肢后侧等，被刮者可自然地趴在床上，身体自然放松。

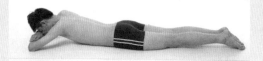

侧卧位一般适合刮拭头部、胸背部、腰部、髋部、下肢内侧等。

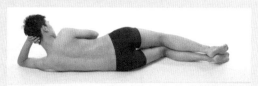

第二步：选定穴位、涂抹刮痧油，开始刮痧

确定好刮痧体位后，接下来的便是确定刮痧所选穴位，使被选穴位充分暴露在刮痧者的面前，用毛巾或纸巾将刮拭下面部位的衣服围好，以免刮痧油弄脏衣服。随后，在所选穴位及全息穴区处均匀地涂上刮痧油，开始刮痧。

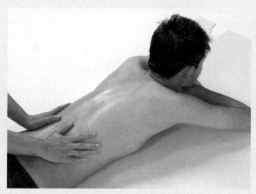

第三步：善后

刮痧结束以后，需用纸巾或毛巾将皮肤上剩余的刮痧油渍擦拭干净，被刮痧者立即穿好衣服以免受风着凉，并饮下一杯温开水。

刮痧正常反应与异常反应

刮痧过程中或刮痧后人体会出现一些反应，这些反应有些属于正常情况，有些则属于异常情况，被刮痧者要认真辨别，以免发生意外。

正常反应

反应类别	具体表现
出痧	被刮痧者身体上有微热感，出现颜色深浅不同、形状不定的痧象，这属于正常反应，被刮痧者不必担心
"痧"的颜色各异	刮痧部位出现不同颜色、不同形态、不同疏密的痧象，且痧的颜色有的鲜红，有的暗红，有的紫红，还有些呈现出青黑色。这种情况也属于正常情况，痧的颜色、形态、疏密度不同提示着患病的轻重不一
痧象随着时间延长而变化	刮痧半小时后，痧象发生变化，各处的痧逐渐融为一体，呈现出一片的痧象，色块样的痧象逐渐消失；12小时色块样的痧象逐渐变成青紫色或青黑色，这也属于正常现象
退痧快慢不一	退痧的理想状态便是5~7天内退净。胸背部、上肢部位以及颜色较浅的痧象比较容易消退，而腹部、下肢、颜色较深的痧象，消退得比较缓慢，这同样属于正常现象

异常反应

反应类别	原因	施救方法	预防小窍门
刮痧24小时之后，能明显地感觉到身体疲劳，并伴随着低热反应	被刮痧者体质虚弱、刮拭时间过长、刮痧者所施的力度过重	适度休息后即可恢复正常	患者平时应注意多锻炼，增强身体素质
刮痧后，皮肤出现肿胀、灼烧等不适反应，两天后症状仍没消退	刮拭时间过长，刮痧者施力过大	可以在刮痧24小时后，进行局部热敷	缩短刮拭时间，降低刮痧力度
刮痧后，患者出现面色苍白、头晕目眩、四肢冰凉、心慌出冷汗等反应，严重者会出现神志不清等，这就是临床上说的"晕刮"	患者的情绪过度紧张，或者在实施刮痧前处于饥饿状态、过度疲劳状态，都可能出现晕刮反应	让患者喝温开水或糖水，用刮痧板角部点按百会穴、水沟穴、内关穴、足三里穴、涌泉穴	刮痧前帮助患者消除紧张情绪；患者在刮痧前避免空腹、熬夜、过度疲劳

刮痧的适应证和禁忌证

　　刮痧并非所有人、一切病症都可以进行，它有着非常严格的要求和规范。下面我们就针对刮痧的适应证和禁忌证给予最科学的解析。

刮痧适应证

病症类别	具体病症
内科	糖尿病、高血压、高脂血症、慢性支气管炎、冠心病、中风后遗症、脂肪肝、肝硬化、心悸、心律失常、慢性肝炎、消化性溃疡、耳鸣、耳聋、老年性白内障、老年痴呆症、更年期综合征、感冒、头痛、肺结核、咳嗽、便秘、呕吐、呃逆、腹痛、腹泻、胃灼热、细菌性痢疾、胃痛、胃下垂、低血压、眩晕、中暑、痔疮、慢性阑尾炎、脱肛
外科	颈椎病、慢性腰肌劳损、肩周炎、神经性皮炎、带状疱疹、荨麻疹、皮肤瘙痒症、多汗症、坐骨神经痛、落枕、腰椎间盘突出、急性腰扭伤、膝关节骨关节炎
五官科	耳鸣、耳聋、鼻出血、慢性鼻炎、过敏性鼻炎、鼻窦炎、慢性咽炎、急性扁桃体炎、牙痛、口腔溃疡、视力减退、结膜炎
妇科	月经不调、痛经、慢性盆腔炎、外阴瘙痒症、性冷淡、女性不孕症、习惯性流产、子宫肌瘤、子宫脱垂、乳腺增生、急性乳腺炎、妊娠呕吐、产后便秘
男科	前列腺炎、遗精、阳痿、早泄、男性不育症
美容	面色萎黄少光泽、眉眼间皱纹、皮肤干燥、面颊痤疮、黑眼圈、雀斑、黄褐斑、酒糟鼻、眼袋、皮肤松弛、瘦腰、瘦腹、美臀、瘦腿
保健	大脑疲劳、视力疲劳、焦虑烦躁、失眠、心慌气短、健忘、神经衰弱、消化不良、食欲不振、贫血、手脚冰凉、颈肩酸痛、僵硬、腰酸背痛、下肢酸痛、四肢无力

刮痧禁忌证

　　临床上，有6种情况不适合进行刮痧。

　　第一，感染性皮肤病患处，需禁止刮痧。

　　第二，经期、孕期女性，坚决禁止刮拭下腹部。

　　第三，患有出血倾向的疾病时禁止刮痧，如血小板减少症、白血病、重度贫血等。

　　第四，韧带、肌腱急性损伤部位以及刚刚发生过骨折的部位，禁止刮痧。

　　第五，患有严重性心脑血管疾病且处于急性发病期的患者禁止刮痧，肝肾功能不全者也禁止行刮痧术。

　　第六，恶性肿瘤患者术后伤口部位禁止刮痧，原因不明的肿块部位禁止刮痧。

第三章

常见病症对症治疗

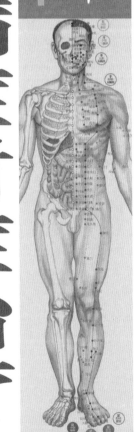

● 人吃五谷杂粮岂能不生病？所以，打针吃药便成了生活中再正常不过的事情了。可是还有一句名言说得好，是药三分毒，这让我们感到无比迷茫。

在中医看来，人自打从娘胎来到这个世间便携带着一支治病功效强大的自卫队——经穴。如果能科学地选穴、配穴，再配以古老而神奇的刮痧术，人体的一些潜在疾病以及一些已发的小病都可以得到较好的缓解病情。当然，对于一些情况比较严重的病症，还是要到医院进行治疗，刮痧可作为一种辅助疗法，可加快病症痊愈。

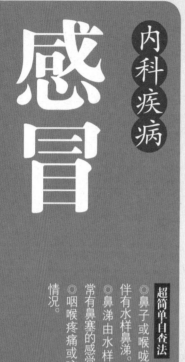

内科疾病

感冒

超简单自查法

◎鼻子或喉咙干痒，频繁打喷嚏，伴有水样鼻涕。

◎鼻涕由水样变成黄色、黏稠状；常有鼻塞的感觉。

◎咽喉疼痛或咳嗽，部分人有发热情况。

|||||| **【疾病常识面面观】** ||||||

很多人特别是年轻人对感冒不够重视，总觉得自己身强体壮抗几天就过去了。实际上，感冒不是一件小事，人体在患病期间，抵抗力明显降低，此时是各种病毒、细菌入侵的大好时机，很容易并发心肌炎、肾炎等严重疾病。所以，专家提示人们莫把感冒当小事。如果不愿意打针吃药，可采用中医刮痧法予以治疗，疗效非常显著。

刮痧取穴

风池穴：位于颈部枕骨之下，与风府穴相平，胸锁乳突肌与斜方肌上端之间的凹陷处。

大椎穴：位于人体后正中线上，第7颈椎椎棘下凹陷处。

肺俞穴：位于第三胸椎棘突旁开1.5寸处。

足三里穴：位于小腿前外侧，当犊鼻下3寸，距胫骨前缘一横指（中指）处。

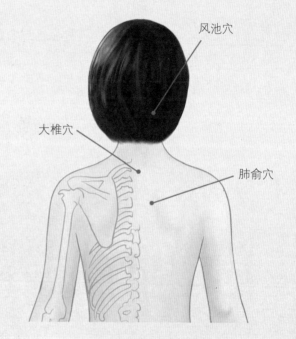

风池穴

大椎穴

肺俞穴

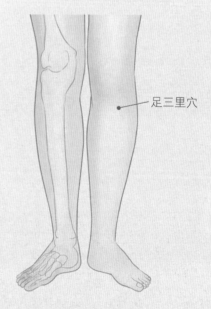

足三里穴

刮痧疗疾手法

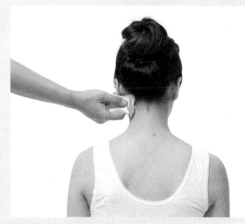

❶用面刮法刮拭人体头部的风池穴。

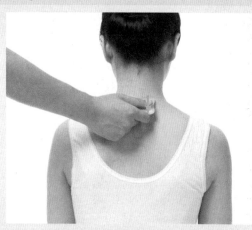

❷用面刮法刮拭人体背部的大椎穴，力度轻些以免伤及脊柱。

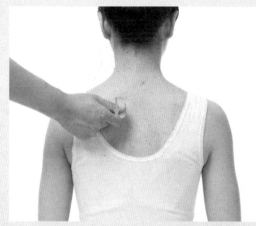

❸用面刮法由上而下刮拭人体的肺俞穴。

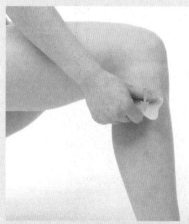

❹用面刮法刮拭腿部足三里穴。

【疾病辅疗小秘方】

（1）葱白生姜粥：取糯米50克，葱白2根，生姜10克。糯米加水熬煮成粥，起锅前加入葱段姜末，焖5分钟即可食用。

功效：葱能发汗解表，生姜可以发表散寒、止呕。此方可祛风散寒，对风寒型感冒有很好的辅助治疗作用。

（2）白胡椒热汤面：取白胡椒末，葱白各适量。煮热汤面条一碗，加入葱白及胡椒面拌匀。趁热吃下，盖被而卧，汗出即愈。

功效：白胡椒和葱能起到辛温解表、消痰解毒的作用，此方适于用治疗风寒袭表引起的感冒。

（3）干白菜根汤：取干白菜根1块，红糖50克，姜3片。加水共煎汤，日服3次。

功效：白菜根具有清热利尿、解表的作用，本方可用于治疗风寒感冒。

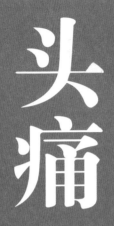

头痛

百会穴：位于头部当前发际正中直上 5 寸处，或取两耳尖连线的中点，即为此穴。

风池穴：位于颈部枕骨之下，与风府穴相平，胸锁乳突肌与斜方肌上端之间的凹陷处。

头维穴：位于额角发际上 0.5 寸，头正中线旁，距神庭穴 4.5 寸处。

太阳穴：位于耳郭前面，前额两侧，外眼角延长线的上方。取穴时可咬紧牙，眉梢后侧浮起的筋脉，便是该穴。

外关穴：位于人体的前臂背侧，手腕横皱纹向上三指宽处，与正面内关穴相对。

合谷穴：位于手背第 1、2 掌骨之间，约平第 2 掌骨中点处。取穴时，可使两手虎口相对，一手的拇指屈曲按下，指尖所指处就是合谷穴。

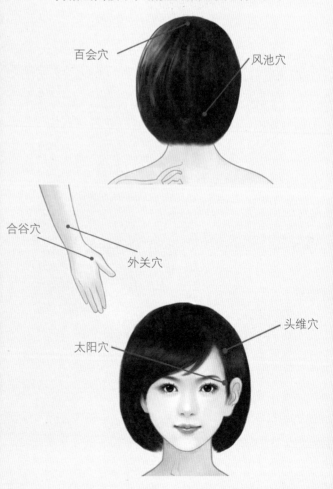

超简单自查法

◎偏头痛的疼痛症状只出现在左侧或右侧头部，伴有恶心感。

◎窦性头痛一般于向前弯腰时面部后方疼痛加剧，并伴有出血症状。

◎张力性头痛多为钝痛，自感头部像被一根绳子紧紧捆绑着一样。

◎严重性头痛可伴有呕吐、肢体无力、说话含糊、吞咽困难。

【疾病常识面面观】

现代人工作、生活压力很大，头痛症状时有发生。但多数人认为头痛不要紧，吃上两颗止痛药疼痛就能缓解。但对于经常性头痛或是头痛反复发作并伴有其他不适症状时，就要提高警惕了，应及时到医院做检查。刮痧对于压力较大引起的头痛有很好的治疗作用。

刮痧疗疾手法

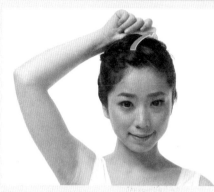

❶ 用单角刮法以百会穴为中心，先从百会穴向前刮至额前发际处，再从百会穴处刮至后发际处。

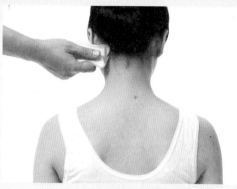

❷ 用面刮法刮拭风池穴至颈根部位，对于疼痛和结节部位可着重刮拭，刮拭的力度不宜过大。

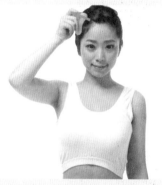

❸ 用面刮法刮拭头维穴至耳上处，从前向后刮至侧头部下面发鬓边缘处。

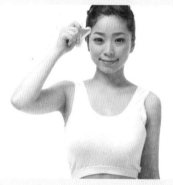

❹ 用点按法刺激太阳穴，力度不可过大。

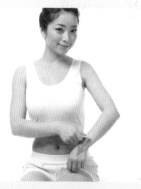

❺ 用面刮法刮拭上肢部位的外关穴。

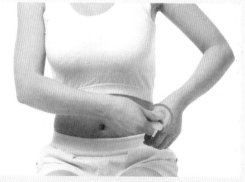

❻ 用按揉法刺激手部的合谷穴。

【疾病辅疗小秘方】

薄荷精油可缓解头痛症状：有头痛习惯的读者朋友，身边可常备一瓶薄荷精油，当感到头痛时，可猛吸一下。薄荷精油的味道能促进血液循环和降低疼痛症状。

咳嗽

大杼穴：位于背部当第 1 胸椎棘突下，旁开 1.5 寸处。

肺俞穴：位于第三胸椎棘突旁开 1.5 寸处。

廉泉穴：位于人体的颈部，当前正中线上，喉结上方，舌骨上缘凹陷处。

天突穴：位于颈部，当前正中线上，胸骨上窝中央处。

尺泽穴：位于肘横纹中，肱二头肌腱桡侧凹陷处。

列缺穴：位于前臂部，桡骨茎突上方，腕横纹上 1.5 寸处。

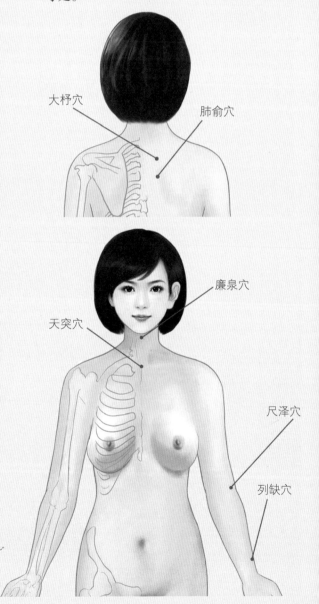

超简单自查法

◎感冒引起的轻微咳嗽。

◎咳嗽时伴有黄绿色痰、粉红色痰或铁锈色痰。

◎咳嗽持续一周以上。

◎咳嗽并伴有声音嘶哑、咽喉疼痛、气短、胸闷痛、发热。

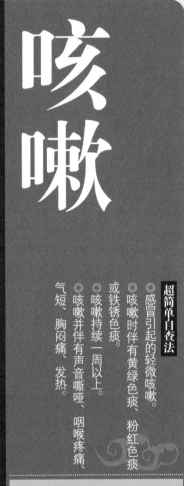

【疾病常识面面观】

咳嗽是肺脏疾病中最常见的一种症状，大体可分为两种情况，一种是急性咳嗽，另一种是慢性咳嗽。急性咳嗽大多是外感所致，慢性咳嗽大多是内伤所致。外感咳嗽即是感冒引起的风寒咳嗽、风热咳嗽、急性上呼吸道感染、气管炎、大叶性肺炎。而内伤咳嗽，则是指由慢性支气管炎、支气管扩张、肺部感染等引发的咳嗽。前者若不及时治疗很可能发展成慢性咳嗽，对健康百害而无一利。刮痧对改善急性咳嗽有很好的疗效，只要找对穴位，即可缓解不适症状。

刮痧疗疾手法

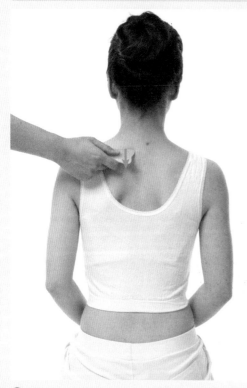

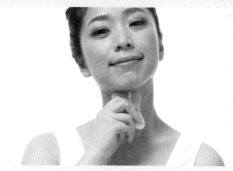

②用面刮法刮拭廉泉穴，由上向下缓慢进行。

①用面刮法刮拭人体背部的大杼穴至肺俞穴，由上而下进行。

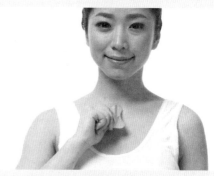

③用单角刮法刮拭人体前部的天突穴。

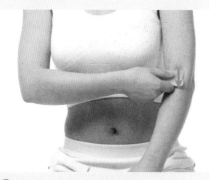

④用面刮法刮拭尺泽穴。

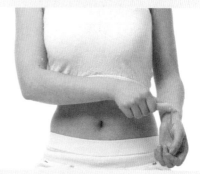

⑤用面刮法刮拭列缺穴，由上向下缓慢进行。

【疾病辅疗小秘方】

洋葱蜂蜜汁：取一个稍微大些的洋葱，去皮后洗净切薄片，至于容器中，再倒满蜂蜜。放置 12 个小时即可服用。每天 4 ~ 5 次，每次 1 平勺。

功效：洋葱可以发散风寒，并有杀菌作用，蜂蜜能够润肺止咳。此方对止咳化痰有非常好的缓解作用。

呃逆

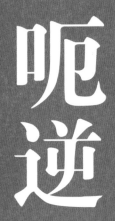

刮痧取穴

膈俞穴：位于人体背部，第 7 胸椎棘突下，左右旁开 1.5 寸处。

膈关穴：位于背部当第 7 胸椎棘突下，旁开 3 寸处。

鱼腰穴：位于额部，瞳孔正上方，眉毛中。

呃逆穴：位于乳头直下第 7 肋间隙处。

中脘穴：位于人体的上腹部，胸骨下端和肚脐连接线中点处。

气海穴：位于人体前正中线，脐下 1 寸半处。

关元穴：位于脐下 3 寸处。

太溪穴：位于足内侧，在脚的内踝与跟腱之间的凹陷处。

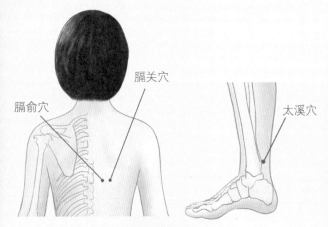

膈关穴
膈俞穴
太溪穴

超简单自查法

◎普通的呃逆一般用不了多长时间就会自行结束，对人体无害。

◎尿毒症、腹膜炎或腹部手术后若发生呃逆情况，需特别注意。

◎胃肠炎、呼吸系统疾病，或心脏病患者发生长时间的呃逆时需特别留意。

【疾病常识面面观】

呃逆俗称为"打嗝"，是一种常见的生理现象，是由于胃肠神经功能失调或胃炎、胃扩张等引起膈肌痉挛所致。如果偶发呃逆情况，且很快就能自愈，可不必过分担心。若呃逆情况频频发生，且持续的时间较长，应及时到医院检查和治疗。若想改善不适症状，可选用刮痧疗法。

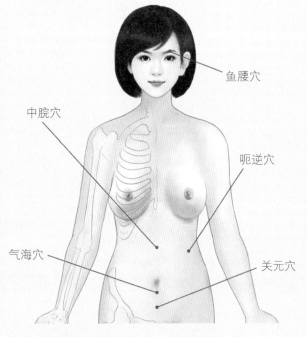

鱼腰穴
中脘穴
呃逆穴
气海穴
关元穴

刮痧疗疾手法

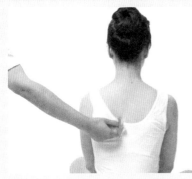

❶用面刮法由上至下刮拭膈俞穴及膈关穴。

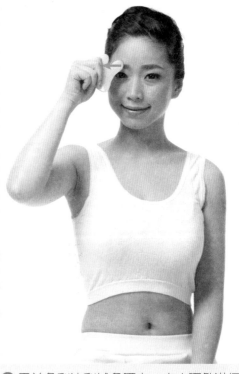

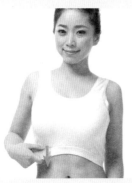

❷用面刮法刮拭腹部的呃逆穴、中脘穴，自上而下进行刮拭。

❸用单角刮法刮拭鱼腰穴，由内而外进行，对疼痛点部位可着重刮拭。

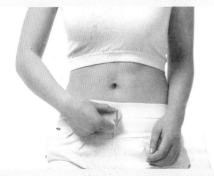

❹用面刮法自上而下刮拭气海穴至关元穴。

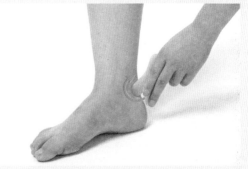

❺用按揉法刺激太溪穴。

【疾病辅疗小秘方】

1分钟止住普通呃逆的小窍门：

（1）呃逆时喝1口醋。

（2）用手轻轻拉住舌头。

（3）用力闻一下辣椒。

（4）用羽毛、纸片等柔软的物品刺激鼻腔黏膜，使自己打喷嚏。

眩晕

◎睁眼时自觉周围物体沿一定方向与平面旋转，或左右摇晃。

◎眼前发黑，视物不清。

◎有时可伴有呕吐、面色苍白、出冷汗、血压降低。

【疾病常识面面观】

眩晕实际上是目眩和头晕的总称。当人长时间处于压力大或劳动强度高的环境中且长时间得不到充分休息时，人体处于虚弱状态，眩晕便会发生。当然，许多疾病如脑血管病变、颈椎病、内耳病等也可诱发眩晕。当眩晕发生时，刮痧能有效改善眩晕症状。

刮痧取穴

四神聪穴： 位于头顶部，百会前后左右各1寸处，共4个穴位。

百会穴： 位于头部当前发际正中直上5寸处，或取两耳尖连线的中点，即为此穴。

风府穴： 位于后颈部两风池穴连线的中点处，颈顶窝处。

风池穴： 位于颈部枕骨之下，与风府穴相平，胸锁乳突肌与斜方肌上端之间的凹陷处。

肩井穴： 位于肩胛区，第7颈椎棘突与肩峰最外侧点连线的中点处。

肝俞穴： 位于背部，当第9胸椎棘突下，旁开1.5寸处。

肾俞穴： 位于第二腰椎棘突旁开1.5寸处。

头临泣穴： 位于头部，当瞳孔直上入前发际0.5寸，神庭与头维连线的中点处。

头维穴： 位于额角发际上0.5寸，头正中线旁，距神庭穴4.5寸处。

太阳穴： 位于耳郭前面，前额两侧，外眼角延长线的上方。取穴时可咬紧牙，眉梢后侧浮起的筋脉，便是该穴。

足三里穴： 位于小腿前外侧，当犊鼻下3寸，距胫骨前缘一横指（中指）处。

三阴交穴： 位于内踝尖直上3寸，胫骨后缘处。

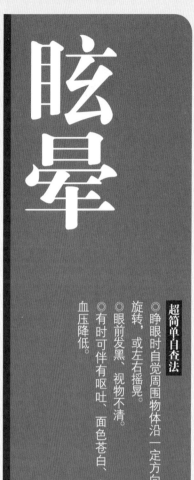

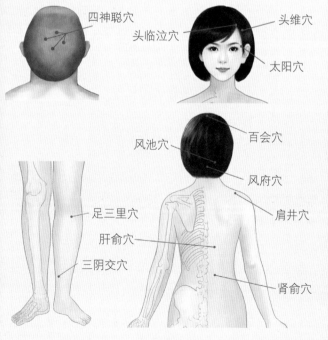

四神聪穴

头临泣穴

头维穴

太阳穴

风池穴

百会穴

风府穴

肩井穴

足三里穴

肝俞穴

三阴交穴

肾俞穴

刮痧疗疾手法

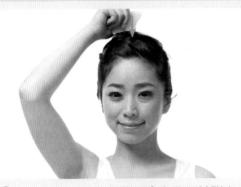

① 用厉刮法刮拭头部的百会穴及四神聪穴。

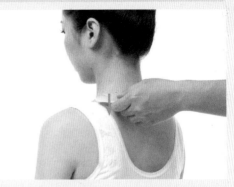

② 用面刮法由上而下刮拭风府穴、风池穴、肩井穴。

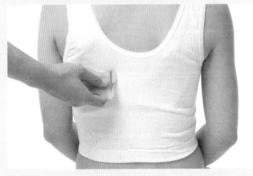

③ 用面刮法刮拭背部膀胱经上的肝俞穴至肾俞穴。

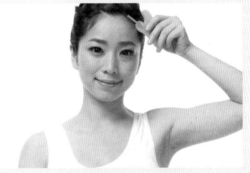

④ 用单角刮法刮拭头临泣穴及头维穴。

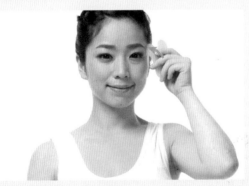

⑤ 用点按法刺激太阳穴。

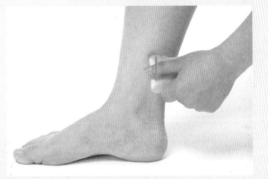

⑥ 用面刮法刮拭人体下肢的足三里穴及三阴交穴。

【疾病辅疗小秘方】

养好精神防眩晕：习惯性眩晕患者，要特别注意精神调养。焦虑、愤怒等不良情绪可导致肝阳上亢或肝风内动，由此而引发眩晕。所以，眩晕者最好能做到宽容、乐观、积极向上，这对改善和预防眩晕很有帮助。

刮痧取穴

百会穴：位于头部当前发际正中直上 5 寸处，或取两耳尖连线的中点，即为此穴。

大椎穴：位于人体后正中线上，第 7 颈椎椎棘下凹陷处。

肺俞穴：位于第 3 胸椎棘突旁开 1.5 寸处。

心俞穴：位于人体的背部，当第 5 胸椎棘突下，左右旁开二指宽（1.5 寸）处。

至阳穴：位于第 7 胸椎棘突下凹陷中。

人中穴：位于上鼻唇沟的正中，为急救昏厥要穴。

膻中穴：位于前正中线上，两乳头连线的中点处。

曲池穴：位于肘横纹外侧端，寻找穴位时曲肘，横纹尽处，即肱骨外上髁内缘凹陷处。

曲泽穴：位于肘横纹中，当肱二头肌腱的尺侧缘。

内关穴：位于前臂前区，腕掌侧远端横纹上 2 寸，掌长肌腱与桡侧腕屈肌腱之间。

合谷穴：位于手背第 1、2 掌骨之间，约平第 2 掌骨中点处。取穴时，可使两手虎口相对，一手的拇指屈曲按下，指尖所指处就是合谷穴。

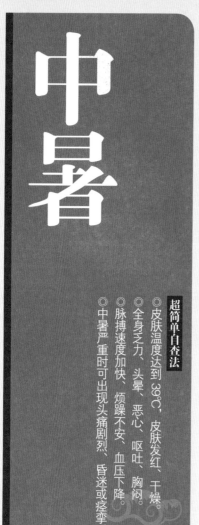

中暑

超简单自查法

◎ 皮肤温度达到 39℃，皮肤发红、干燥。

◎ 全身乏力、头晕、恶心、呕吐、胸闷。

◎ 脉搏速度加快、烦躁不安、血压下降。

◎ 中暑严重时可出现头痛剧烈、昏迷或痉挛。

【疾病常识面面观】

中暑又叫作发痧，是夏季最容易发生的疾病。其发病是由于机体热平衡功能紊乱所致。炎炎夏日，长时间处在通风条件差的居住环境里的人及高温作业者是中暑高发人群。一旦中暑发生后，有效的刮痧能改善不适症状。

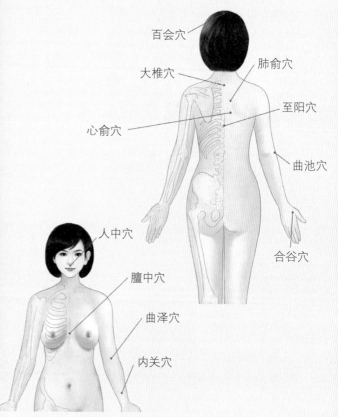

百会穴
大椎穴
肺俞穴
心俞穴
至阳穴
曲池穴
合谷穴
人中穴
膻中穴
曲泽穴
内关穴

刮痧疗疾手法

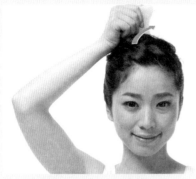

❶用厉刮法刮拭头顶百会穴。

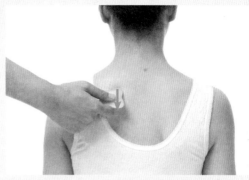

❷用面刮法由上而下刮拭大椎穴至至阳穴，再刮拭肺俞穴至心俞穴。

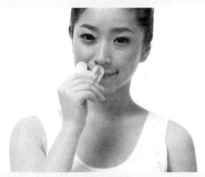

❸用点按法连续点按人中穴。

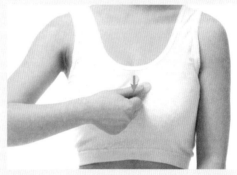

❹用单角刮法刮拭膻中穴。

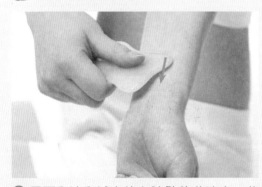

❺用面刮法刮拭人体上肢处的曲池穴、曲泽穴及内关穴。

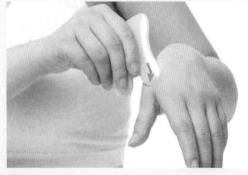

❻用点按法刺激手部合谷穴。

【疾病辅疗小秘方】

中暑后的急救措施：第一，先将中暑者移至通风条件好的阴凉环境中，解开患者的衣服，用冷水擦拭面部及全身，以达到降温目的。第二，给患者补充淡盐水，以免发生脱水危险。第三，不断按摩患者的四肢，以防血液循环不良。第四，当患者清醒后为其服用十滴水等防暑药物，并令其喝些凉开水。对于重度中暑患者应及时送往医院抢救。

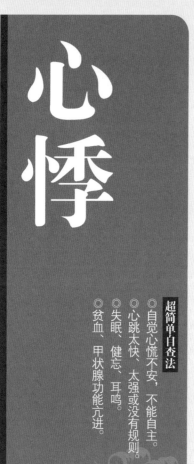

心悸

大椎穴：位于人体后正中线上，第7颈椎椎棘下凹陷处。

天宗穴：位于肩胛骨冈下窝中央凹陷处。肩胛冈下缘与肩胛下角之间的上1/3折点处即为此穴。

心俞穴：位于人体的背部，当第5胸椎棘突下，左右旁开二指宽（1.5寸）处。

至阳穴：位于第7胸椎棘突下凹陷中。

胆俞穴：位于背部，当第10胸椎棘突下，旁开1.5寸处。

膻中穴：位于前正中线上，两乳头连线的中点处。

中庭穴：位于胸部，当前正中线上，平第5肋间，即胸剑结合部。

鸠尾穴：位于脐上7寸，剑突下半寸处。

巨阙穴：位于上腹部，前正中线上，当脐中上6寸处。

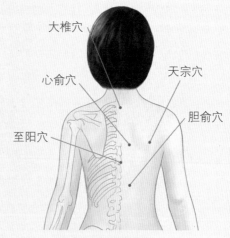

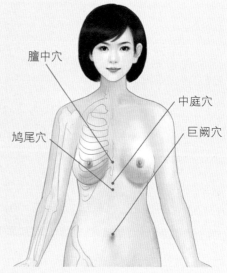

超简单自查法

◎自觉心慌不安，不能自主。

◎心跳太快、太强或没有规则。

◎失眠、健忘、耳鸣。

◎贫血、甲状腺功能亢进。

【疾病常识面面观】

所谓的心悸是一种自觉心脏跳动不适或心慌感。心悸发作时，心率可快可慢，也常常出现心律失常的现象。由于该病症不会危及生命，很多患者都对此掉以轻心。但该病时好时坏、病情迁延不愈，严重时同样会影响正常生活，给患者带来很大的痛苦。中医研究发现，平时坚持刮拭与心脏有关的穴位，可有效预防心悸。对于有心悸发生的患者来说，刮痧同样有治疗作用。

刮痧疗疾手法

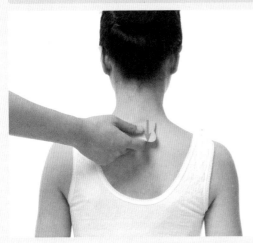

❶用面刮法刮拭大椎穴至至阳穴，由上而下进行。

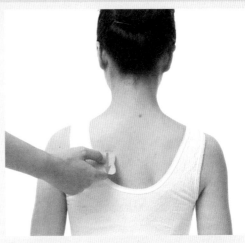

❷以面刮法由上而下刮拭心俞穴至胆俞穴，力度适中，快慢得当。

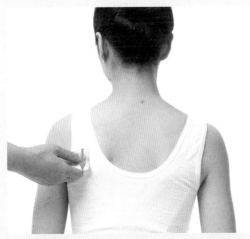

❸用面刮法刮拭天宗穴。

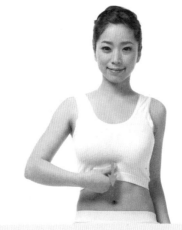

❹用面刮法刮拭人体正面任脉上的膻中穴、中庭穴、鸠尾穴至巨阙穴，由上而下进行刮拭。

【疾病辅疗小秘方】

（1）莲子百合猪心汤：取莲子、百合各30克，猪心200克。材料分别洗净，猪心切片，加水共煨汤，肉熟后调味即成。

功效：莲子可以清热去火，百合能够清凉、祛热，猪心有养神、补心的作用。此方最适合心悸、失眠、心慌的患者食用，能起到辅助治疗心悸的作用。

（2）柏子仁粳米粥：取柏子仁10～15克。稍捣烂，同粳米汤煮粥，待粥将成时，加少许蜂蜜，稍煮一二沸即可食用，宜作早晚餐服食。

功效：柏子仁本身有养心安神之效。此方适宜于心血不足型心悸。

便秘

大肠俞穴：位于腰部，当第4腰椎棘突下，旁开1.5
寸处。

小肠俞穴：位于骶区，与第1骶后孔齐平，骶正中嵴
旁开1.5寸处。

迎香穴：位于鼻翼外缘中点旁0.5寸处。

天枢穴：位于肚脐旁开2寸处。

气海穴：位于人体前正中线，脐下1寸半处。

关元穴：位于脐下3寸处。

少商穴：位于拇指桡侧指甲角旁0.1寸处。

足三里穴：位于小腿前外侧，当犊鼻下3寸，距胫骨
前缘一横指（中指）处。

上巨虚穴：位于犊鼻穴下6寸，足三里穴下3寸处。

超简单自查法

◎大便干燥，排便困难，次数减少，秘结
不通，超过两天以上。

◎便秘有时会伴有发热，下腹痛。

◎便中带血，可能伴有其他疾病。

【疾病常识面面观】

　　所谓的便秘是指大便次数
明显减少，粪便干燥、排便困
难，这是多种疾病的一个症状。
要想改善便秘问题，除了要调
整饮食习惯，多吃膳食纤维含
量高的食物外，刮痧也可达到
改善便秘的效果。

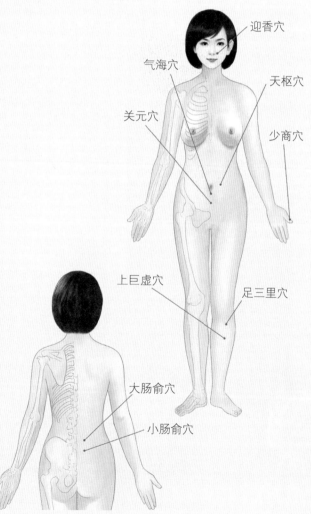

刮痧疗疾手法

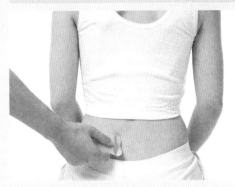

❶用面刮法刮拭大肠俞穴至小肠俞穴。

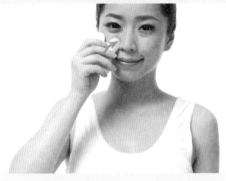

❷用点按法刺激迎香穴。

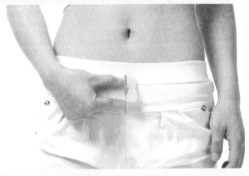

❸用面刮法由内而外刮拭天枢穴，再以此法由上向下刮拭气海穴至关元穴段。

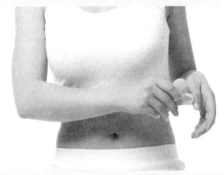

❹用点按法刺激手部少商穴。

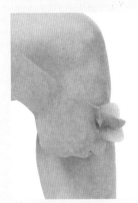

❺用面刮法刮拭人体下肢的足三里穴，由上而下进行。

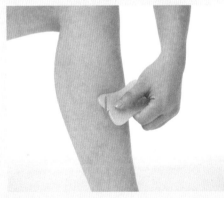

❻用面刮法刮拭上巨虚穴。

【疾病辅疗小秘方】

按摩排便法：起床后，空腹饮用 300 ~ 500 毫升的水。然后，身体呈站立姿势，右手掌心放在右下腹部，左手掌心重叠在右手背处，按顺时针方向按摩上提至右侧肋部，推向左侧肋部，再向下按摩到左下腹部。反复按摩 50 次，每天 1 次，连续 15 ~ 30 天。

腹胀

◎ 腹部胀大或胀满不适。

◎ 有时可伴有呕吐、腹泻、嗳气症状。

◎ 排气后腹胀有所缓解。

【疾病常识面面观】

　　腹胀一般情况下是由过多进食易产生气体的食物所致，如豆类、奶类、酒、碳酸饮料等，此外暴饮暴食后、机体受寒邪所侵同样会引发腹胀。轻度的腹胀大多能自愈，若腹胀长时间得不到缓解则应采取有效措施，以免引发其他疾病。刮痧在改善腹胀问题上有着立竿见影的效果。

刮痧取穴

至阳穴：位于第 7 胸椎棘突下凹陷中。

肝俞穴：位于背部，当第 9 胸椎棘突下，旁开 1.5 寸处。

胃俞穴：位于人体背部当第 12 胸椎棘突下，旁开 1.5 寸处。

悬枢穴：位于人体腰部，当后正中线上，第 1 腰椎棘突下的凹陷处。

大肠俞穴：位于腰部，当第 4 腰椎棘突下，旁开 1.5 寸处。

小肠俞穴：位于骶区，与第 1 骶后孔齐平，骶正中嵴旁开 1.5 寸处。

上脘穴：位于上腹部，前正中线上，肚脐正中上 5 寸处。

下脘穴：位于人体上腹部，前正中线上，肚脐正中上 2 寸处。

天枢穴：位于肚脐旁开两寸处。

气海穴：位于人体前正中线，脐下 1 寸半处。

足三里穴：位于小腿前外侧，当犊鼻下 3 寸，距胫骨前缘一横指（中指）处。

太冲穴：位于足背侧，当第 1 跖骨间隙的后方凹陷处。

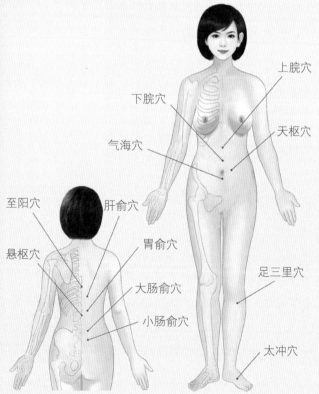

刮痧疗疾手法

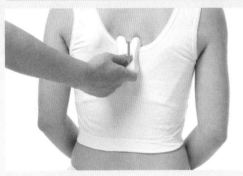

❶用双角刮法由上至下刮拭至阳穴至悬枢穴段。

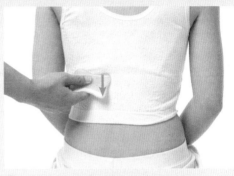

❷用面刮法由上而下刮拭肝俞穴至小肠俞穴段。

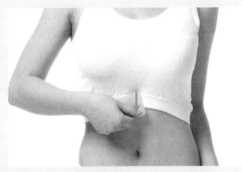

❸用面刮法由上而下刮拭上脘穴至下脘穴。

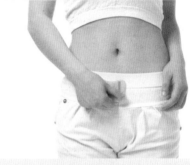

❹用面刮法刮拭天枢穴及气海穴。

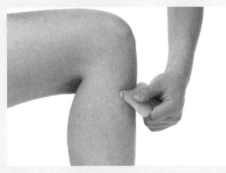

❺用面刮法刮拭人体下肢的足三里穴，由上而下进行。

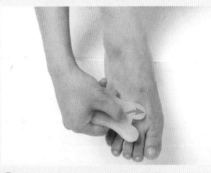

❻用点按法刺激足部的太冲穴。

【疾病辅疗小秘方】

腹胀患者的饮食原则：

（1）不吃含气食物，如碳酸饮料、酒类。

（2）不吃易产生气体类的食物，如萝卜、洋葱、豆类、红薯、蜂蜜、韭菜、芹菜等。

（3）饮食清淡，尽量少吃肥甘厚味类食物，此类食物易引发消化不良，没有被消化掉的食物积存在胃肠道内，易产生气体导致腹胀。

腹泻

刮痧取穴

脾俞穴：位于第 11 胸椎棘突下，旁开 1.5 寸处。

肾俞穴：位于第 2 腰椎棘突旁开 1.5 寸处。

大肠俞穴：位于腰部，当第 4 腰椎棘突下，旁开 1.5 寸处。

中脘穴：位于人体的上腹部，胸骨下端和肚脐连接线中点处。

建里穴：位于上腹部，前正中线上，肚脐正中上 3 寸处。

章门穴：位于人体的侧腹部，腋中线，第一浮肋前端，当屈肘合腋时肘尖所触的部位即是此穴。

气海穴：位于人体前正中线，脐下 1 寸半处。

阴陵泉穴：位于小腿内侧，膝下胫骨凹陷处。

足三里穴：位于小腿前外侧，当犊鼻下 3 寸，距胫骨前缘一横指（中指）处。

上巨虚穴：位于犊鼻穴下 6 寸，足三里穴下 3 寸处。

公孙穴：位于足内侧缘，第 1 跖骨基底部的前下方，赤白肉际处。

超简单自查法

◎ 频繁性排便或出现水样便。

◎ 水样便反复出现并伴有恶臭，呈白色或黄色，胃肠胀气，胃绞痛。

◎ 若腹泻持续 24 小时，且伴有发热、便血等症状需立刻到医院就医。

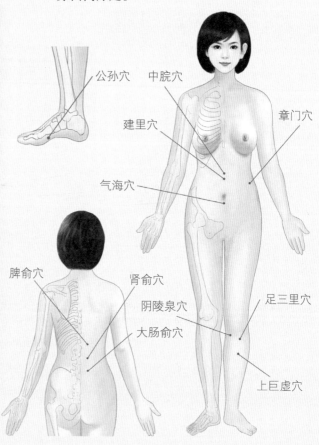

公孙穴　中脘穴　建里穴　章门穴　气海穴　脾俞穴　肾俞穴　阴陵泉穴　大肠俞穴　足三里穴　上巨虚穴

【疾病常识面面观】

　　腹泻是日常生活中比较常见的一种肠道疾病，是指大便的形状发生改变以及次数明显增多。腹泻可分为急性腹泻和慢性腹泻。急性腹泻多由误食不干净的食物、贪吃生冷性食物或身受寒湿暑热侵袭所致；而慢性腹泻大多是由脾胃运化功能失调，使宿食内停所致。腹泻发生时，可采取刮痧法进行有效治疗。

刮痧疗疾手法

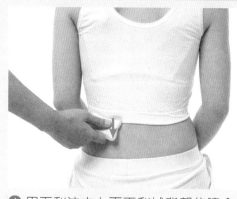

❶用面刮法由上而下刮拭背部的脾俞穴、肾俞穴至大肠俞穴。

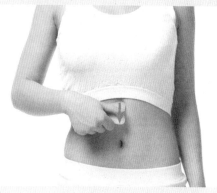

❷用面刮法由上而下由中脘穴经建里穴刮至气海穴。

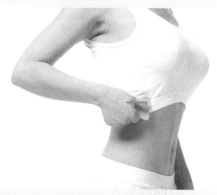

❸用面刮法由内而外刮拭两侧章门穴。

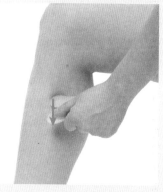

❹用单角刮法刮拭人体下肢的阴陵泉穴。

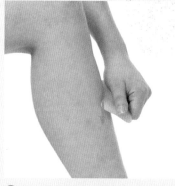

❺用面刮法刮拭足三里穴及上巨虚穴。

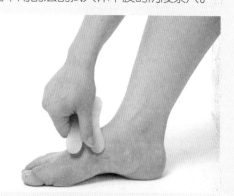

❻用面刮法刮拭公孙穴。

【疾病辅疗小秘方】

小偏方改善腹泻：取鸡蛋 2 个，用油稍煎，加生姜末 30 克，红糖 100 克，清水 500 毫升，大火煮 3 分钟即可。每天早上服 1 碗，连服 5 天。

功效：生姜性温能散胃寒，红糖则能和中助脾，两者能够祛寒暖胃，对腹泻有功效。

低血压

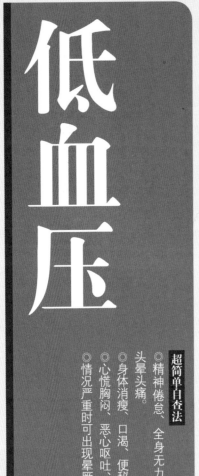

百会穴： 位于头部当前发际正中直上 5 寸处，或取两耳尖连线的中点，即为此穴。

心俞穴： 位于人体的背部，当第五胸椎棘突下，左右旁开二指宽（1.5 寸）处。

脾俞穴： 位于第 11 胸椎棘突下，旁开 1.5 寸处。

肾俞穴： 位于第 2 腰椎棘突旁开 1.5 寸处。

内关穴： 位于前臂前区，腕掌侧远端横纹上 2 寸，掌与肌腱桡侧腕屈肌腱之间。

劳宫穴： 位于手掌心，当第 2、3 掌骨之间偏于第 3 掌骨，握拳屈指时中指尖处。

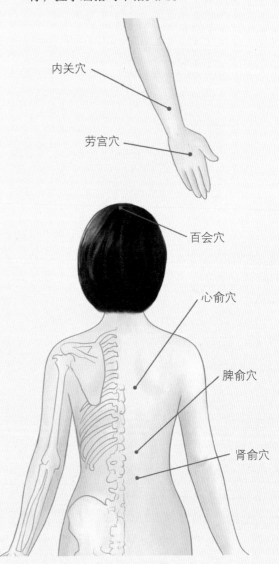

内关穴

劳宫穴

百会穴

心俞穴

脾俞穴

肾俞穴

超简单自查法

◎精神倦怠、全身无力、失眠健忘、头晕头痛。

◎身体消瘦、口渴、便秘、月经不调。

◎心慌胸闷、恶心呕吐、食欲不振。

◎情况严重时可出现晕厥。

【疾病常识面面观】

临床上将人体肢动脉血压低于 90 毫米汞柱，舒张压低于 60 毫米汞柱称为低血压。此病是日常生活中较为常见的问题，几乎所有年龄段的人都可能出现低血压情况。该问题若能得到及时合理的治疗并不会危及生命。患病时，可采取刮痧法改善不适症状。

刮痧疗疾手法

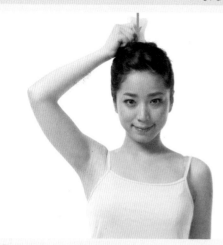

❶用厉刮法刮拭头部百会穴。

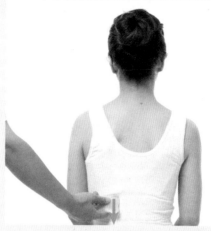

❷用面刮法刮拭人体背部的心俞穴、脾俞穴至肾俞穴，由上而下进行。

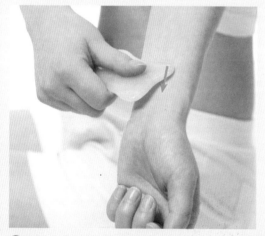

❸用面刮法刮拭上肢部位的内关穴，力度适中。

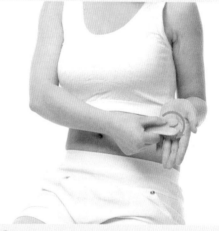

❹用按揉法按揉手部劳宫穴。

【疾病辅疗小秘方】

（1）参茸酒：取白酒500克，人参50克，鹿茸5克，将后两味药材放入白酒中浸泡。每天1～2次，每次25克。

功效：人参与鹿茸都是大补之物，能益血补髓，对医治低血压有很好的作用。

（2）猪心汤：取猪心1个，黄芪20克，当归12克，党参30克，川芎6克。加水炖熟，吃猪心喝汤。

功效：猪心有补心益气之功，本方能帮助血压恢复正常。

（3）韭菜汁：韭菜适量，捣烂取汁。每日早晨服1杯，常服用。

功效：韭菜具有温脾肾、升阳气的功效，经常饮用韭菜汁对低血压的症状有缓解作用。

高血压

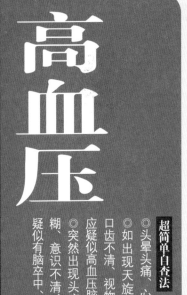

◎头晕头痛、心慌、乏力、烦躁。

◎如出现天旋地转、严重头痛、口齿不清、视物模糊、抽搐癫痫，应疑似高血压脑病。

◎突然出现头痛、恶心、视物模糊、意识不清、记忆力丧失，疑似有脑卒中、心肌梗死的可能。

【疾病常识面面观】

生活中，患高血压的人越来越多，这大多与人们的饮食习惯有关，当然也与家庭遗传有着千丝万缕的联系。据临床研究发现，高血压患病率会随着年龄的增长而增高，女性在更年期前患病率低于男性，但更年期后患病概率明显增长，甚至出现了高于男性的趋势。近年来，人们的生活水平不断增高，高血压逐渐年轻化，有些30岁甚至20多岁的人便与高血压结下了不解之缘。医学上判定高血压的标准是收缩压大于等于140毫米汞柱和舒张压大于等于90毫米汞柱。其实，高血压是可防、可控、可治的，除了采用降血压药治疗外，刮痧对治疗高血压有着非常明显的效果。

刮痧取穴

百会穴：位于头部当前发际正中直上5寸处，或取两耳尖连线的中点，即为此穴。

大椎穴：位于人体后正中线上，第7颈椎椎棘下凹陷处。

肺俞穴：位于第3胸椎棘突旁开1.5寸处。

心俞穴：位于人体的背部，当第5胸椎棘突下，左右旁开二指宽（1.5寸）处。

长强穴：位于人体背部尾骨端下，尾骨端与肛门连线的中点处。

曲池穴：位于肘横纹外侧端，寻找穴位时曲肘，横纹尽处，即肱骨外上髁内缘凹陷处。

太溪穴：位于足内侧，在脚的内踝与跟腱之间的凹陷处。

太冲穴：位于足背侧，当第1跖骨间隙的后方凹陷处。

风市穴：位于下肢的大腿外侧的中线上，腘横纹上7寸处。

足三里穴：位于小腿前外侧，当犊鼻下3寸，距胫骨前缘一横指（中指）处。取穴时可将膝盖弯曲成直角，外侧膝盖骨下有个凹陷，再往下量3寸即是此穴。

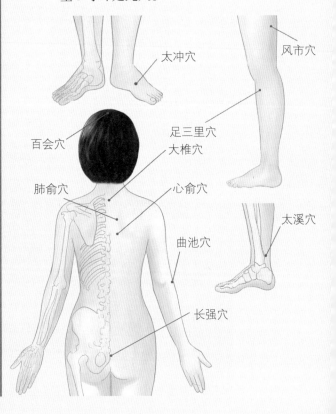

刮痧疗疾手法

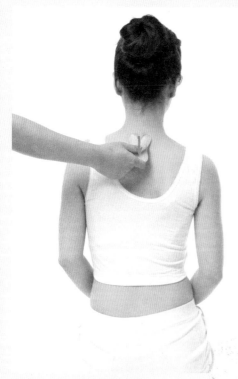

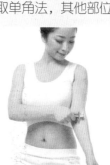

❷以百会穴为中心，呈放射状向头部四周刮拭，将百会穴作为刮痧的重点。刮拭百会穴时采取单角法，其他部位可取面刮法。

❶用双角刮法刺激大椎穴至长强穴，再以面刮法刮拭肺俞穴至心俞穴，力度适中。

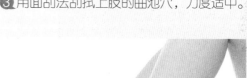

❸用面刮法刮拭上肢的曲池穴，力度适中。

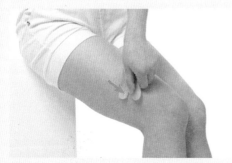

❹用面刮法刮拭下肢风市穴及足三里穴。

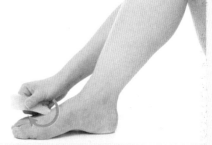

❺用按揉法刮拭足部的太溪穴和太冲穴，力度适中。

【疾病辅疗小秘方】

戒烟限酒：戒烟虽然不会直接使血压下降，但可减少高血压导致的心肌梗死和脑卒中的发病风险。有吸烟习惯的高血压患者，可尽量戒烟，如若一时无法彻底戒掉，可先减少每日吸烟量，以口香糖代替香烟，慢慢地将烟戒掉。虽说酒具有促进血液循环的作用，但是高血压患者需适可而止，大量饮酒会增加发生高血压并发症的风险。如果要喝酒应一周内少量平均地饮酒，避免酗酒。

糖尿病

肺俞穴：位于第 3 胸椎棘突旁开 1.5 寸处。

膈俞穴：位于人体背部，第 7 胸椎棘突下，左右旁开 1.5 寸处。

脾俞穴：位于第 11 胸椎棘突下，旁开 1.5 寸处。

肾俞穴：位于第 2 腰椎棘突旁开 1.5 寸处。

阳纲穴：位于人体背部，第 10 胸椎棘突下旁开 3 寸处。

意舍穴：位于人体背部第 11 胸椎棘突下，旁开 3 寸处。

足三里穴：位于小腿前外侧，当犊鼻下 3 寸，距胫骨前缘一横指（中指）处。

三阴交穴：位于内踝尖直上 3 寸，胫骨后缘处。

中脘穴：位于人体的上腹部，胸骨下端和肚脐连接线中点处。

气海穴：位于人体前正中线，脐下 1 寸半处。

阳池穴：位于腕背横纹中，当指伸肌腱的尺侧缘凹陷处。

糖尿病结节：位于小腿内侧中点，胫骨后缘的疼痛敏感点处。

超简单自查法

◎三多一少，即多饮、多食、多尿，体重减轻。

◎腹痛，比正常人呼吸深、快。

◎嗜睡、易激怒。

◎自我感觉心跳加速、颤抖，出汗过多。

【疾病常识面面观】

糖尿病是当前威胁人类健康的一大杀手，临床上将餐后血糖高于 11.1 毫摩尔／升，两次或两次以上测量空腹血糖值都高于 7.0 毫摩尔／升即可判定为已患上糖尿病。有些读者朋友会产生这样的疑问："糖尿病患者能实施刮痧术吗？"对于糖尿病的发病早期，刮痧可有效控制糖尿病的发展，患病中期无并发症出现时，一般情况下患者需以药物控制疾病发展，刮痧可辅助治疗糖尿病。对于已出现并发症，皮肤出现溃烂的患者，不再适合刮痧。

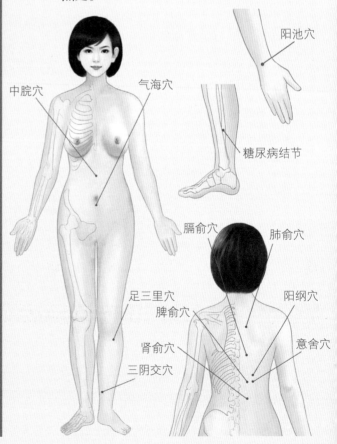

阳池穴
中脘穴
气海穴
糖尿病结节
膈俞穴
肺俞穴
足三里穴
脾俞穴
阳纲穴
肾俞穴
意舍穴
三阴交穴

刮痧疗疾手法

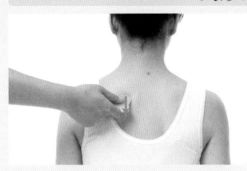

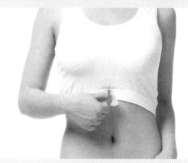

①用面刮法刮拭背部膀胱经上的肺俞穴、膈俞穴、脾俞穴至肾俞穴、阳纲穴、意舍穴。脊柱两侧相关穴位分别刮拭，采取由上到下的刮拭方法。

②用面刮法刮拭腹部任脉上的中脘穴至气海穴，刮拭方向为由上而下。

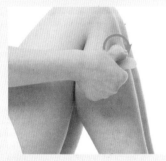

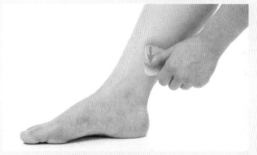

③用按揉法刮拭小腿处的足三里穴，轻重适中，反复进行。

④用面刮法刮拭小腿处的三阴交穴，轻重适度。

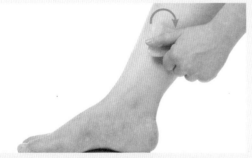

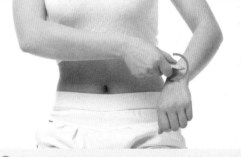

⑤用按揉法刮拭位于小腿处的糖尿病结节，轻重适度。

⑥用按揉法刮拭阳池穴，以顺时针方向按揉，轻重适度。

【疾病辅疗小秘方】

苦瓜茶水降血糖：取新鲜苦瓜1个，去瓤洗净，将5克茶叶放入苦瓜中，至于干燥通风处风干。每次取5～10克水煎或泡茶饮。

功效：中医认为，苦瓜能利尿凉血，解劳清心。坚持服用苦瓜茶水，对改善糖尿病的症状帮助很大。

高脂血症

刮痧取穴

大椎穴：位于人体后正中线上，第7颈椎椎棘下凹陷处。

心俞穴：当第5胸椎棘突下，左右旁开1.5寸处。

膈俞穴：当第7胸椎棘突下，左右旁开1.5寸处。

脾俞穴：位于第11胸椎棘突下，旁开1.5寸处。

肾俞穴：位于第2腰椎棘突旁开1.5寸处。

膻中穴：位于前正中线上，两乳头连线的中点处。

中庭穴：位于胸部，当前正中线上，平第5肋间。

曲池穴：位于肘横纹外侧端，肱骨外上髁内凹陷处。

内关穴：在前臂前区，腕掌与肌腱桡侧腕屈肌腱。

郄门穴：位于前臂前区，腕掌侧与桡侧腕屈肌腱之间。

丰隆穴：位于外踝尖上8寸，距胫骨前缘二横指处。

血海穴：位于大腿内侧，髌底内侧端上2寸。

足三里穴：在小腿前外侧，当犊鼻下3寸，距胫骨前缘一横指。

公孙穴：在足内侧缘，第1跖骨基底部前下方，赤白肉际处。

超简单自查法

◎轻度高血脂一般没有明显的不适感，体检时才能被检查出来。

◎一般性高血脂会出现头晕乏力、健忘、肢体麻木、胸闷心悸等症状。

◎重度高血脂会出现头晕目眩、头痛、胸闷气短、心慌、口角歪斜、肢体麻木、说话障碍等。

【疾病常识面面观】

所谓的高脂血症是指人体内的血清胆固醇、甘油三酯明显增高，不论是胆固醇增高还是甘油三酯增高或是两者同时增高，都可被诊断为高脂血症。高脂血症对人体的损害属于隐匿性的，最主要的危害是导致动脉硬化，进而诱发多种心脑血管疾病，严重时可危及生命。

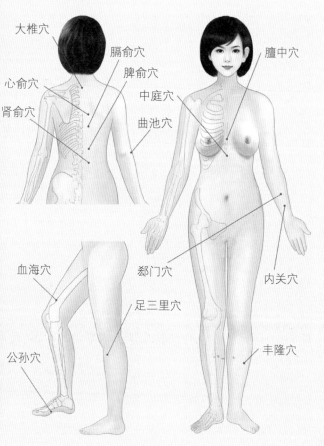

大椎穴　膈俞穴　心俞穴　脾俞穴　肾俞穴　膻中穴　中庭穴　曲池穴　血海穴　郄门穴　足三里穴　内关穴　丰隆穴　公孙穴

刮痧疗疾手法

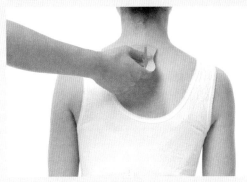

❶用面刮法刮拭大椎穴，需采取按压力角度、速度慢的手法进行刮拭。

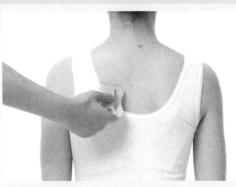

❷用面刮法刮拭背部双侧膀胱经上的心俞穴至膈俞穴，脾俞穴至肾腧穴，力度适中。

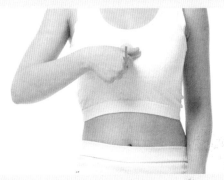

❸用单角刮法刮拭人体前部的膻中穴至中庭穴，力度适中。

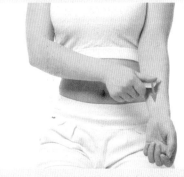

❹用面刮法刮拭人体上肢部位的郄门穴至内关穴，要求力度适中。

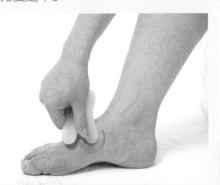

❺以刮痧板的单角平面部位按揉下肢部位的血海穴及公孙穴。

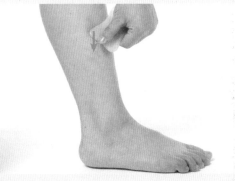

❻用面刮法刮拭足三里穴及丰隆穴，力度适中。

【疾病辅疗小秘方】

山楂桂圆汤：取山楂 10 克，桂圆 6 颗，山楂去子洗净，桂圆剥皮洗净。将二者放入沸水中炖煮，15 分钟后加入冰糖少许即可。

功效：山楂能够散瘀、化痰，桂圆肉能够降血脂，对于高脂血症有辅助治疗作用。

冠心病

超简单自查法

◎胸骨后中出现压迫性疼痛，并可放射其他部位。

◎发作时可伴有寒战、恶心、晕眩、出冷汗、气短、昏厥等。

◎病情严重时，可导致死亡。

【疾病常识面面观】

　　冠心病全名叫作冠状动脉粥样硬化性心脏病，该病是由于冠状动脉狭窄、供血供氧不足而引起的心肌功能障碍或器质性病变。其好发人群为45岁以上的男性，55岁以上或者绝经后的女性。此病也存在一定的遗传倾向，若父兄在55岁以前，母亲、姐妹在65岁前死于心脏病，本人患病的概率会明显增大；平时有高血压、糖尿病的人群，应警惕患上冠心病；吸烟、超重、肥胖、痛风、不爱运动的人群，也是冠心病的高发群体。刮痧对于治疗冠心病，有非常好的辅助作用，患此病的人不妨一试。

刮痧取穴

肺俞穴：位于第3胸椎棘突旁开1.5寸处。

厥阴俞穴：位于第4胸椎棘突下旁开1.5寸处。

心俞穴：位于人体的背部，当第5胸椎棘突下，左右旁开二指宽（1.5寸）处。

膈俞穴：位于人体背部，第7胸椎棘突下，左右旁开1.5寸处。

天突穴：位于颈部，当前正中线上，胸骨上窝中央处。

膻中穴：位于前正中线上，两乳头连线的中点处。

郄门穴：位于前臂前区，腕掌侧与桡侧腕屈肌腱之间。

内关穴：位于前臂前区，腕掌侧远端横纹上2寸，掌与肌腱桡侧腕屈肌腱之间。

通里穴：位于前臂掌侧，横尺侧腕屈肌腱的桡侧缘，腕横纹上1寸处。

神门穴：位于腕横纹尺侧端，尺侧腕屈肌腱的桡侧凹陷处。

丰隆穴：位于人体的小腿前外侧，当外踝尖上8寸，条口穴外，距胫骨前缘二横指（中指）处。

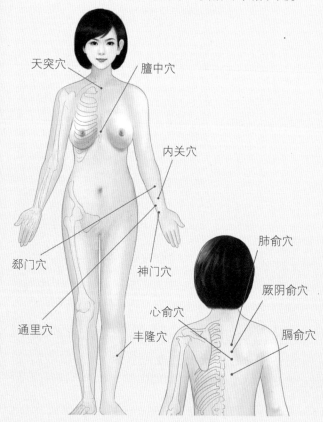

天突穴　膻中穴　内关穴　郄门穴　神门穴　通里穴　丰隆穴　肺俞穴　厥阴俞穴　心俞穴　膈俞穴

刮痧疗疾手法

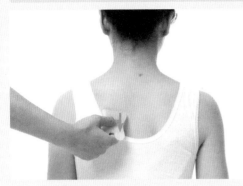

① 用面刮法从上到下刮拭肺俞穴、厥阴俞穴、心俞穴、膈俞穴。

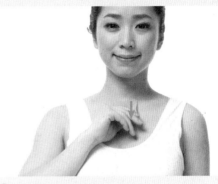

② 用面刮法刮拭人体前部的天突穴、膻中穴，力度均匀，快慢适中。

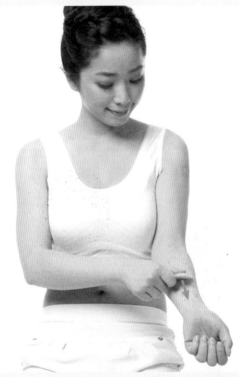

③ 用单角刮法刮拭人体上肢处的郄门穴及内关穴。

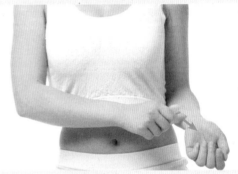

④ 用单角刮法刮拭通里穴、神门穴。

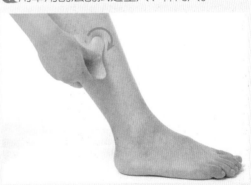

⑤ 用按揉法按揉下肢的丰隆穴。

【疾病辅疗小秘方】

科学饮食改善冠心病：冠心病患者在平日里的饮食宜清淡，尽量减少或避免食用动物性脂肪，高胆固醇类的食物（肥肉、动物内脏、蛋黄、奶酪等）也要少吃或不吃为宜。平日做菜尽可能选用植物油，条件允许的情况下可食用橄榄油，食盐、糖也要少吃。豆类食品、各种蔬菜水果可多吃一些，瘦肉、鱼肉也可适当食用。

脑卒中后遗症

◎单侧肢体瘫痪、麻木。
◎说话含糊不清。
◎口眼歪斜。

超简单自查法

【疾病常识面面观】

　　脑卒中后遗症是指中风发病6个月以后，仍存在不同程度的偏瘫、肢体麻木、言语障碍、口眼歪斜等症状。对于脑卒中后遗症，只要抓紧时间坚持治疗，不适症状便会得到改善。若坚持采用刮痧疗法，可以振奋阳气、疏通经脉，有利于患者康复。

刮痧取穴

百会穴：位于头部当前发际正中直上5寸处，或取两耳尖连线的中点，即为此穴。

风府穴：位于后颈部两风池穴连线的中点处，颈顶窝处。

风池穴：位于颈部枕骨之下，与风府穴相平，胸锁乳突肌与斜方肌上端之间的凹陷处。

大椎穴：位于人体后正中线上，第7颈椎椎棘下凹陷处。

夹脊穴：位于第1胸椎至第5腰椎，棘突下旁开0.5寸处。

攒竹穴：位于面部眉毛内侧边缘凹陷处。

阳白穴：位于前额部，瞳孔直上，眉上1寸处。

承泣穴：位于面部瞳孔直下，当眼球与眶下缘之间。

地仓穴：位于人体的面部，口角外侧，上直对瞳孔处。

颊车穴：位于面颊部，下颌角前上方约一横指（中指）处。当咀嚼时咬肌隆起，按之凹陷处。

昆仑穴：位于脚踝外侧，在外踝顶点与脚跟相连线的中央点处。

内庭穴：位于足背第2、3趾间，趾蹼缘后方赤白肉际处。

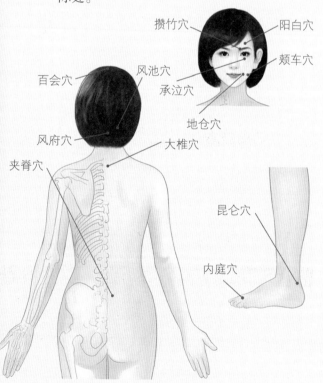

攒竹穴　阳白穴　颊车穴　风池穴　承泣穴　百会穴　地仓穴　风府穴　大椎穴　夹脊穴　昆仑穴　内庭穴

刮痧疗疾手法

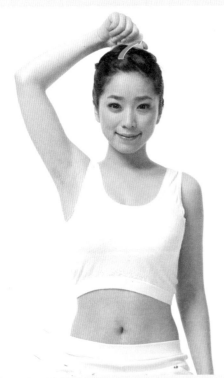

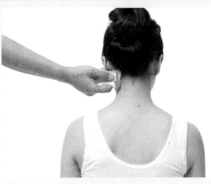

❷用单角刮法刮拭风府穴及风池穴。

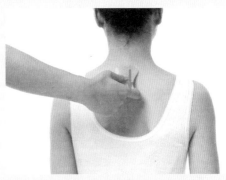

❶用面刮法刮拭整体头部，寻找头部疼痛点，重点刮拭百会穴以及后头部位。

❸用面刮法刮拭大椎穴及夹脊穴。

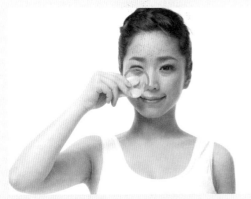

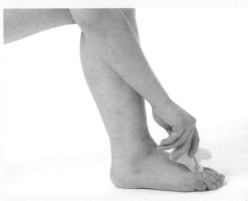

❹用按揉法按揉地仓穴、承泣穴、阳白穴，再用面刮法刮拭攒竹穴及颊车穴。

❺用点按法刺激昆仑穴及内庭穴。

【疾病辅疗小秘方】

芹菜汁：将芹菜洗净后榨取汁。每服3～4汤匙，每日3次，连服7日。

功效：芹菜富含碳水化合物和蛋白质，具有健胃、利尿、净血调经、降血压、镇静等作用，对改善脑卒中症状有效。

肝硬化

【疾病常识面面观】

　　肝硬化是临床上一种较为常见的慢性肝病，其发病是由一种或多种病因长期或反复作用形成的弥漫性肝损伤。此外，酗酒也是造成肝硬化的原因之一。刮痧能扩张毛细血管，增加汗腺分泌，促进血液循环，对治疗轻度肝硬化很有帮助。

刮痧取穴

肝俞穴：位于背部，当第 9 胸椎棘突下，旁开 1.5 寸处。

胆俞穴：位于背部，当第 10 胸椎棘突下，旁开 1.5 寸处。

内关穴：位于前臂前区，腕掌侧远端横纹上 2 寸，掌与肌腱桡侧腕屈肌腱之间。

合谷穴：位于手背第 1、2 掌骨之间，约平第 2 掌骨中点处。取穴时，可使两手虎口相对，一手的拇指屈曲按下，指尖所指处就是合谷穴。

三阴交穴：位于内踝尖直上 3 寸，胫骨后缘处。

行间穴：位于足背侧，当第 1、2 趾间，趾蹼缘的后方赤白肉际处。

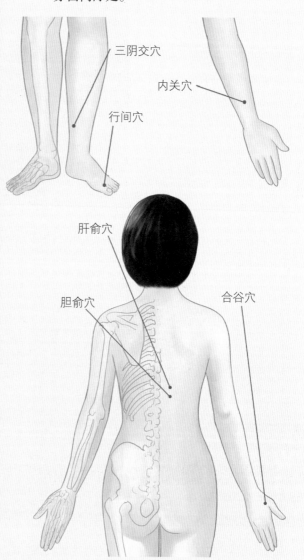

三阴交穴

内关穴

行间穴

肝俞穴

胆俞穴

合谷穴

刮痧疗疾手法

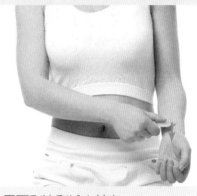

②用面刮法刮拭内关穴。

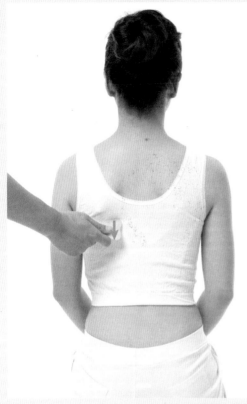

①用面刮法从上到下刮拭肝俞穴至胆俞穴。

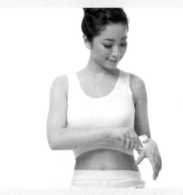

③用点按法刺激合谷穴。

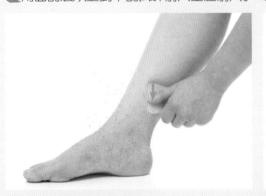

④用面刮法刮拭三阴交穴。

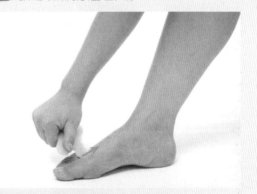

⑤用单角刮法刮拭行间穴。

【疾病辅疗小秘方】

红豆鲤鱼汤：取红豆500克，淘洗干净，鲤鱼1条宰杀、洗净。将二者一同放入清水锅中，先用大火煮沸，再用小火炖至豆烂鱼熟即可，汤、鱼一起服用。

功效：红豆清热解毒、利尿消肿、通气除烦，鲤鱼利水消肿、下气通乳。此方对肝硬化、肝腹水有辅助治疗作用。

慢性肝炎

超简单自查法

○乏力、肌肉或关节疼痛。
○食欲下降。
○恶心、呕吐、腹痛。
○流感性症状长久不见好转，
或有其他更严重的反应。

【疾病常识面面观】

　　所谓的慢性肝炎是指由不同病因引起的（如病毒、药物、长期饮酒等）肝脏慢性炎症。有些患者可出现明显的症状、体征和肝生化检查异常，但有的患者并无明显症状，仅有肝组织的坏死和炎症。慢性肝炎的病程呈波动性或持续进行性，所以必须及时发现尽早治疗，否则很可能发展成肝硬化。

刮痧取穴

期门穴：位于胸部，当乳头直下，第6肋间隙，前正中线旁开4寸处。

中脘穴：位于人体的上腹部，胸骨下端和肚脐连接线中点处。

大椎穴：位于人体后正中线上，第7颈椎椎棘下凹陷处。

至阳穴：位于第7胸椎棘突下凹陷中。

阳陵泉穴：位于小腿外侧，当腓骨小头前下方凹陷处。

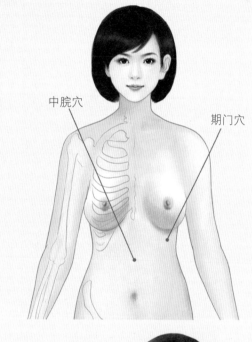

中脘穴　期门穴

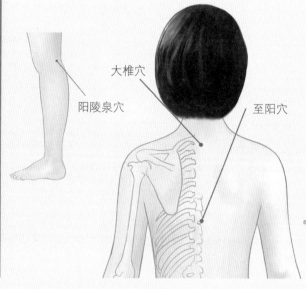

大椎穴　阳陵泉穴　至阳穴

刮痧疗疾手法

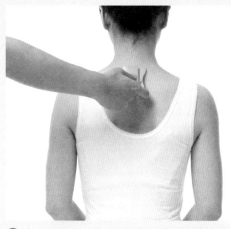

❶在后背上涂些刮痧油，用面刮法刮拭大椎穴、至阳穴。

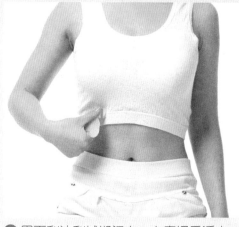

❷用面刮法刮拭期门穴，力度轻重适中。

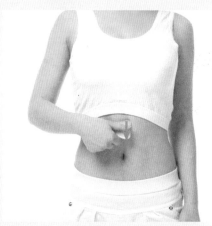

❸用面刮法刮拭腹部的中脘穴。

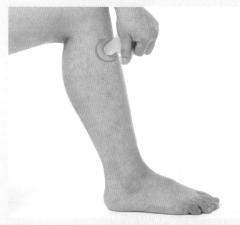

❹用按揉法刺激腿部的阳陵泉穴。

【疾病辅疗小秘方】

（1）蜂蜜绿茶蛋：取鸡蛋1～2个，绿茶1克，蜂蜜25毫升，将300毫升的清水煮沸，加入绿茶、鸡蛋、蜂蜜，继续煮至鸡蛋熟透。当早餐食用，45天为一个疗程。

功效：蜂蜜能够补中解毒，绿茶可以除烦止渴，解腻清神。蜂蜜绿茶蛋对于肝炎症状的减轻有效果。

（2）茵陈栀子仁粥：取茵陈30～60克，栀子仁3～5克，香附6克，鲜车前草30克，粳米50～100克，白糖适量。将四味药加水共煎为汤液，与粳米一起加水煮成粥，最后加糖。每日2～3次，适量服用。必要时可连服2～3周。

功效：茵陈性味苦、辛、凉，入肝、脾、膀胱经，有利胆、解热、抗感染、降压、利尿等作用；栀子性味苦、寒，入心、肝、肺、肾经，可清热泻火凉血。此方有助于减轻慢性肝炎的症状。

慢性胃炎

超简单自查法

◎食欲不振、嗳气、反酸及恶心。

◎中上腹有饱胀、钝痛、灼热感痛。

◎上腹部轻微压痛。

◎出现呕血、便血、快速消瘦等情况。

◎上腹部持续性疼痛，特别是进食后上腹部疼痛加剧或减轻。

【疾病常识面面观】

现代人患慢性胃炎大多是因为三餐不定，或不按时吃三餐，或晚餐大吃大喝，或不吃早餐等，使胃黏膜受到损伤而引发炎症，如果不多加注意，病情很可能恶化，引发更严重的胃部疾病。一旦发现自己有胃炎的症状时，务必及时到医院确诊，并可采取刮痧辅助治疗的方式进行自我缓解，再加上改善饮食规律，内调加外养，病情会很快得到改善。

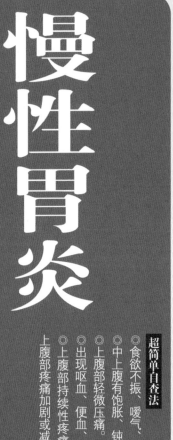

刮痧取穴

膈俞穴：位于背部，第 7 胸椎棘突下，左右旁开 1.5 寸。

胆俞穴：位于背部，当第 10 胸椎棘突下，旁开 1.5 寸。

脾俞穴：位于第 11 胸椎棘突下，旁开 1.5 寸处。

胃俞穴：位于背部，第 12 胸椎棘突下，旁开 1.5 寸。

上脘穴：位于上腹部，前正中线上，肚脐正中上 5 寸处。

中脘穴：位于上腹部，胸骨下端和肚脐连线中点处。

下脘穴：位于上腹部，肚脐正中上 2 寸。

内关穴：位于前臂前区，腕掌侧远端横纹上 2 寸处。

足三里穴：位于小腿前外侧，当犊鼻下 3 寸，距胫骨前缘一横指（中指）处。

三阴交穴：位于内踝尖直上 3 寸，胫骨后缘处。

太溪穴：位于足内侧，在脚的内踝与跟腱之间的凹陷处。

太冲穴：位于足背侧，当第 1 跖骨间隙的后方凹陷处。

公孙穴：位于足内侧缘，第 1 跖骨基底部的前下方，赤白肉际处。

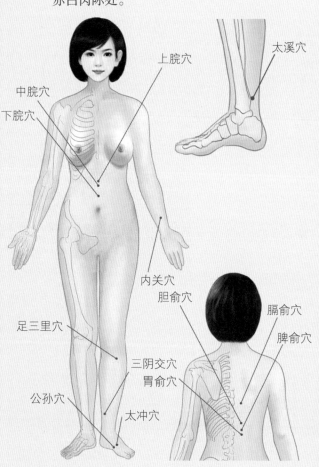

刮痧疗疾手法

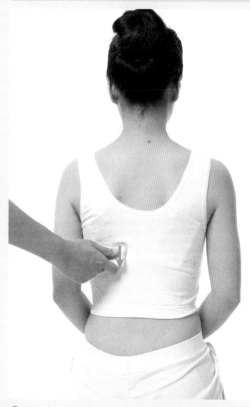

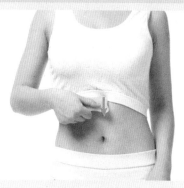

❷ 用面刮法刮拭人体前侧的上脘穴、中脘穴至下脘穴。

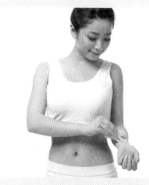

❶ 用面刮法由上而下刮拭背部的膈俞穴、胆俞穴、脾俞穴至胃俞穴。

❸ 用点按法刺激人体上肢部位的内关穴。

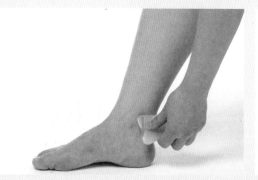

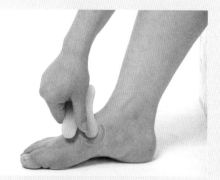

❹ 用面刮法分别刮拭人体下肢处的足三里穴、三阴交穴、太溪穴。

❺ 用按揉法刺激足部的太冲穴及公孙穴。

【疾病辅疗小秘方】

按摩改善慢性胃炎：将两手相叠放于上腹部，以剑突为中心，顺时针、逆时针方向各按揉 50 次。再以肚脐为中心，顺时针、逆时针各按摩 50 次。最后按揉足三里 100 次。早晚各 1 次。

胃下垂

超简单自查法
◎饭后有饱胀感，推腹可听到振水声。
◎身体乏力，形体消瘦。
◎食欲下降、嗳气、恶心、头晕、心悸。

【疾病常识面面观】

所谓的胃下垂是指人处于站立状态时，胃的下缘达盆腔，胃小弯弧线最低点降至髂嵴连线以下。该病是由膈肌悬吊能力下降，肝胃、膈胃韧带功能减退而松弛，腹内压力下降，腹肌松弛等原因造成的。刮痧重点刮拭相应穴位对改善胃下垂有帮助。

刮痧取穴

膈关穴：位于背部当第 7 胸椎棘突下，旁开 3 寸处。

脾俞穴：位于第 11 胸椎棘突下，旁开 1.5 寸处。

胃俞穴：位于人体背部当第 12 胸椎棘突下，旁开 1.5 寸处。

膻中穴：位于前正中线上，两乳头连线的中点处。

中脘穴：位于人体的上腹部，胸骨下端和肚脐连接线中点处。

关元穴：位于脐下 3 寸处。

中极穴：位于人体前正中线，脐下 4 寸处。

足三里穴：位于小腿前外侧，当犊鼻下 3 寸，距胫骨前缘一横指（中指）处。

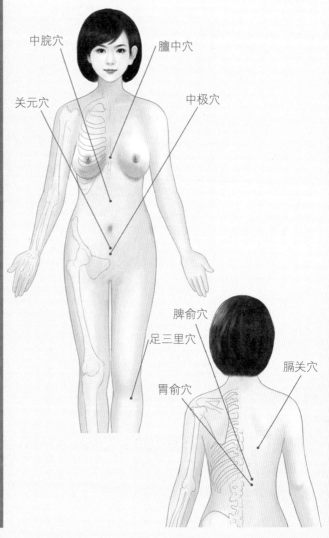

中脘穴　膻中穴　关元穴　中极穴　脾俞穴　足三里穴　胃俞穴　膈关穴

刮痧疗疾手法

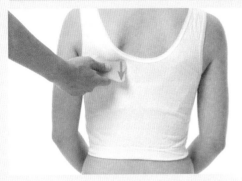

❶ 用面刮法刮拭背部膈关穴。

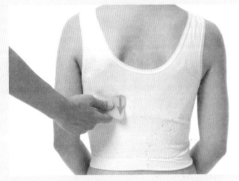

❷ 用面刮法刮拭脾腧穴至胃俞穴。

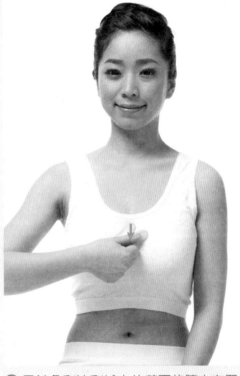

❸ 用单角刮法刮拭人体前面的膻中穴至中脘穴。

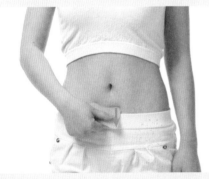

❹ 用面刮法刮拭人体前面的关元穴至中极穴。

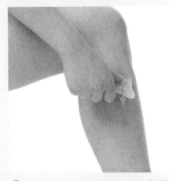

❺ 用面法刮拭人体下肢的足三里穴。

【疾病辅疗小秘方】

冷水浴：临床研究发现，胃下垂患者坚持冷水浴，能有效提高胃肠平滑肌的收缩力量，增加平滑肌的弹性，对改善胃下垂有非常好的辅助作用。开始时，水温不宜过低，20℃左右为佳，浸泡 1 ~ 3 分钟即可。随着身体适应能力的增强，可逐渐降低水温，浸泡的时间也可适当延长，但最长不能超过 15 分钟。

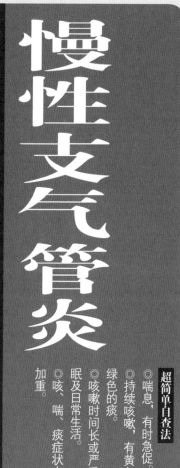

慢性支气管炎

超简单自查法

◎喘息，有时急促。

◎持续咳嗽，有黄色、白色或绿色的痰。

◎咳嗽时间长或严重影响到睡眠及日常生活。

◎咳、喘、痰症状中任何一项加重。

【疾病常识面面观】

所谓的慢性支气管炎指的是气管、支气管黏膜及周围组织发生慢性炎性反应。该病主要由病毒、支原体、细菌感染等诱发。此外，随着年龄的增长，人体的免疫能力降低，慢性支气管炎的发病率也随之增高。所以，对于此病加强身体素质、提高机体免疫力，是预防及改善症状的重要方法之一。中医里的刮痧疗法，对预防及改善慢性支气管炎有着非常好的疗效。

刮痧取穴

中府穴： 位于胸前壁的外上方，云门穴下1寸，前正中线旁开6寸，平第1肋间隙处。

膻中穴： 位于前正中线上，两乳头连线的中点处。

列缺穴： 位于前臂部，桡骨茎突上方，腕横纹上1.5寸处。

风池穴： 位于颈部枕骨之下，与风府穴相平，胸锁乳突肌与斜方肌上端之间的凹陷处。

天柱穴： 位于后头骨正下方凹处，也就是颈部斜方肌外侧凹处，后发际正中旁开约2厘米即是此穴。

大杼穴： 位于背部当第1胸椎棘突下，旁开1.5寸处。

肺俞穴： 位于第3胸椎棘突旁开1.5寸处。

合谷穴： 位于手背第1、2掌骨之间，约平第2掌骨中点处。取穴时，可使两手虎口相对，一手的拇指屈曲按下，指尖所指处就是合谷穴。

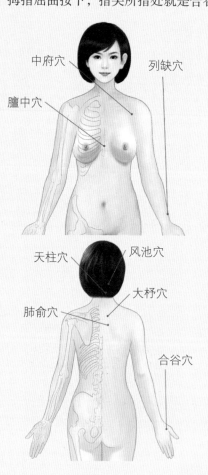

中府穴　列缺穴　膻中穴

天柱穴　风池穴　大杼穴　肺俞穴　合谷穴

刮痧疗疾手法

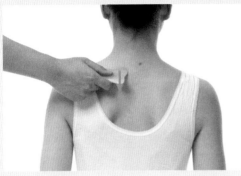

❶ 用面刮法刮拭背部的大杼穴及肺俞穴，力度适中。

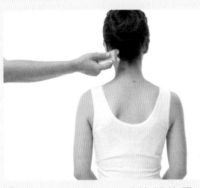

❷ 采取单角刮法刮拭头部的风池穴及天柱穴。

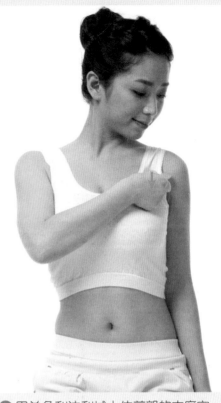

❸ 用单角刮法刮拭人体前部的中府穴。

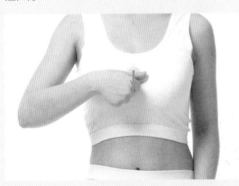

❹ 用单角刮法刮拭膻中穴，力度适中。

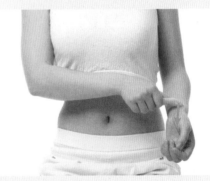

❺ 用单脚刮法刮试列缺穴及合谷穴，力度适中。

【疾病辅疗小秘方】

按摩缓解慢性支气管炎：用示指、中指、无名指推搓大椎穴 1～2 分钟，此穴位于背部正中线上，第 7 颈椎棘突下凹陷中，或用双手掌重叠按于膻中穴处，反复按揉 1～2 分钟，此穴位于身体前正中线上，两乳头连线的中点上。

更年期综合征

刮痧取穴

百会穴：位于头部当前发际正中直上 5 寸处，或取两耳尖连线的中点，即为此穴。

肝俞穴：位于背部，当第 9 胸椎棘突下，旁开 1.5 寸处。

肾俞穴：位于第 2 腰椎棘突旁开 1.5 寸处。

命门穴：位于第 2 腰椎与第 3 腰椎棘突之间。

关元穴：位于脐下 3 寸处。

中注穴：位于人体的下腹部，当脐中下 1 寸，前正中线旁开 0.5 寸。

大赫穴：位于下腹部，从肚脐到耻骨上方画一线，将此线分成五等分，从肚脐端向下 4/5 左右一指宽处即为此穴。

气海穴：位于人体前正中线，脐下 1 寸半处。

神门穴：位于腕横纹尺侧端，尺侧腕屈肌腱的桡侧凹陷处。

内关穴：位于前臂前区，腕掌侧远端横纹上 2 寸，掌与肌腱桡侧腕屈肌腱之间。

足三里穴：位于小腿前外侧，当犊鼻下 3 寸，距胫骨前缘一横指（中指）处。

三阴交穴：位于内踝尖直上 3 寸，胫骨后缘处。

太溪穴：位于足内侧，在脚的内踝与跟腱之间的凹陷处。

公孙穴：位于足内侧缘，第 1 跖骨基底部的前下方，赤白肉际处。

【超简单自查法】

◎月经量减少、周期延长，也有月经量增多并伴有大量血块的情况。

◎常出现头颈部燥热、头晕目眩、耳鸣、腰痛、口干舌燥。

◎失眠健忘、情绪变化无常。

◎心悸、血压增高、骨质疏松。

【疾病常识面面观】

所谓的更年期综合征是指女性从生育期向老年期过度的必经阶段，也可说成是卵巢功能衰退期。一般始于 40 岁，历时 10 ~ 20 年，绝经是重要标志。并非所有女性都会受到更年期综合征的折磨，有些人症状较轻、症状消失得比较快，甚至没有明显的不适感；也有些人不适症状非常明显，且多年不见好转。遇到这样的情况时，患者可采取中医刮痧的方法缓解不适症状。

（图：大赫穴、中注穴、气海穴、关元穴、神门穴、内关穴、足三里穴、三阴交穴、百会穴、肝俞穴、公孙穴、命门穴、肾俞穴、太溪穴）

刮痧疗疾手法

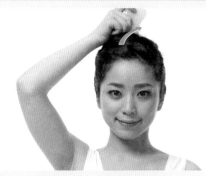

①用厉刮法刮拭头部的百会穴。

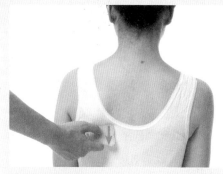

②用面刮法由上而下刮拭背部膀胱经两侧的肝俞穴至肾俞穴。

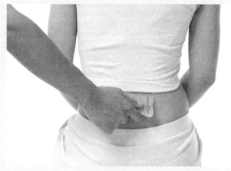

③用面刮法刮拭督脉上的命门穴。

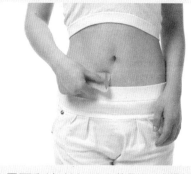

④用面刮法由上到下分别刮拭肾经上的中注穴至大赫穴段，以及任脉上的气海穴至关元穴段。

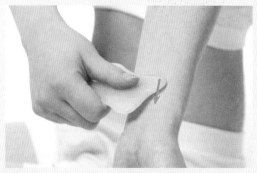

⑤用面刮法分别刮拭上肢部位的神门穴、内关穴。

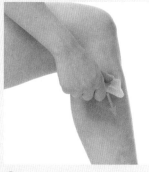

⑥用面刮法分别刮拭下肢部位的足三里穴、三阴交穴、公孙穴。

【疾病辅疗小秘方】

鲤鱼粥：取鲤鱼1条，处理干净后煎汤，再取苎麻根20克，加入200毫升水，煎成100毫升，取汁加入鱼汤中，再加入糯米50克，以及葱、姜、油、盐等调味料，熬煮成粥即可。

功效：此方具有缓解更年期综合征各种症状的作用。

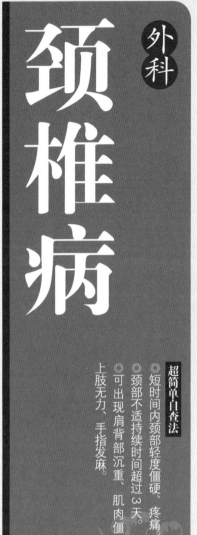

外科

颈椎病

超简单自查法

○ 短时间内颈部轻度僵硬、疼痛。

○ 颈部不适持续时间超过3天。

○ 可出现肩背部沉重、肌肉僵硬、上肢无力、手指发麻。

【疾病常识面面观】

所谓的颈椎病是指骨骼退行性的病理变化，发病率随年龄的增长而增多。但近年来有数据显示，颈椎病逐渐年轻化，这与人们的工作性质、生活习惯有密不可分的关系。调查显示，长时间伏案工作、久坐不动等是导致该病的主要原因。

刮痧取穴

风府穴：位于后颈部两风池穴连线的中点处，颈顶窝处。

风池穴：位于颈部枕骨之下，与风府穴相平，胸锁乳突肌与斜方肌上端之间的凹陷处。

天柱穴：位于后头骨正下方凹处，也就是颈部斜方肌外侧凹处，后发际正中旁开约2厘米即是此穴。

肩井穴：位于肩胛区，第7颈椎棘突与肩峰最外侧点连线的中点处。

大杼穴：位于背部当第1胸椎棘突下，旁开1.5寸处。

身柱穴：位于第3胸椎棘突下凹陷中。

外关穴：位于人体的前臂背侧，手脖子横皱纹向上三指宽处，与正面内关穴相对。

中渚穴：位于第4、5掌骨间，掌指关节高点向上拇指末节长处。

阳陵泉穴：位于小腿外侧，当腓骨小头前下方凹陷处。

悬钟穴：位于小腿外侧，在外踝尖上3寸，腓骨前缘处。

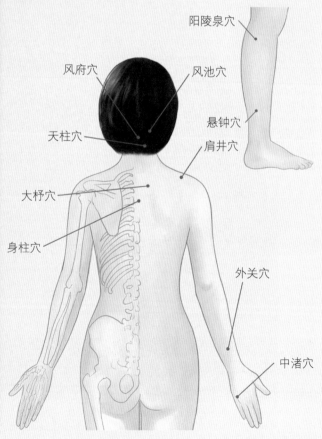

阳陵泉穴

风府穴　　风池穴

天柱穴

悬钟穴

肩井穴

大杼穴

身柱穴

外关穴

中渚穴

刮痧疗疾手法

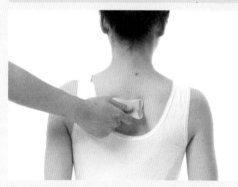

❶用面刮法由上而下刮拭风府穴至身柱穴段。

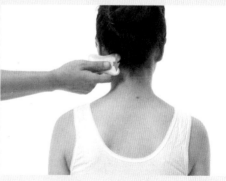

❷用面刮法由上而下刮拭天柱穴至大杼穴。

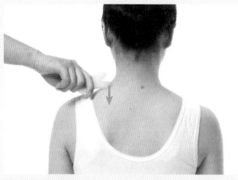

❸用单角刮法分别刮拭风池穴和肩井穴，刮拭过程中对疼痛、有结节和肌肉紧张的僵硬区域重点刮拭。

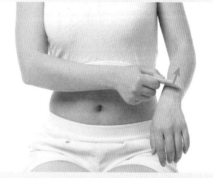

❹用面刮法刮拭上肢外关穴。

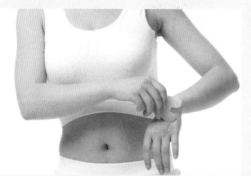

❺用单角刮法刮拭手部的中渚穴。

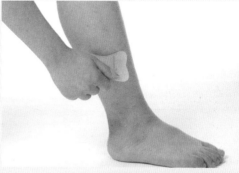

❻用面刮法由上向下分别刮拭腿部的阳陵泉穴及悬钟穴。

【疾病辅疗小秘方】

毛巾热敷法改善颈椎病：颈椎病患者可用热毛巾或保鲜膜包裹住颈部，然后用吹风机吹。该法目的在于促进颈部的血液循环，对改善颈椎病有一定的帮助。

落枕

风府穴：位于后颈部两风池穴连线的中点处。

风池穴：位于颈部枕骨之下，与风府穴相平，胸锁乳突肌与斜方肌上端之间的凹陷处。

天柱穴：位于后头骨正下方凹处，后发际正中旁开约2厘米即是此穴。

大椎穴：在人体后正中线，第7颈椎椎棘下凹陷处。

肩井穴：位于肩胛区，第7颈椎棘突与肩峰最外侧点连线的中点处。

大杼穴：位于背部当第1胸椎棘突下，旁开1.5寸处。

风门穴：位于背部，第2胸椎棘突下，旁开1.5寸处。

至阳穴：位于第7胸椎棘突下凹陷中。

膈俞穴：在背部，第7胸椎棘突下，左右旁开1.5寸。

后溪穴：位于小指尺侧，第5掌骨小头后方，小指展肌起点外缘处。

落枕穴：位于手背侧，当第2、3掌骨之间，掌指关节后约0.5寸处。

中渚穴：位于第4、5掌骨间，掌指关节高点向上拇指末节长处。

阳陵泉穴：位于小腿外侧，当腓骨小头前下方凹陷处。

悬钟穴：在小腿外侧，外踝尖上3寸，腓骨前缘处。

超简单自查法

◎晨起后自觉颈后部、上背部疼痛僵硬不适，颈部无法自由转动。

◎情况严重时可出现仰卧困难、头部强直于异常位置。

◎用手触摸颈部肌肉有明显的痛感、僵硬以及条索感。

【疾病常识面面观】

　　落枕是日常生活中的一种常见病，好发于青壮年，特别是冬春季节患病率增高。落枕多发生在单侧颈部，偶尔会出现双侧同时落枕的情况，且一侧比另一侧重。落枕的发病与睡枕及睡眠姿势有密切关系。此病给生活带来了很大的不便和困扰。落枕时，可选用中医刮痧法，能有效改善落枕的不适症状。

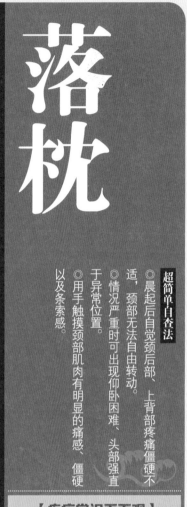
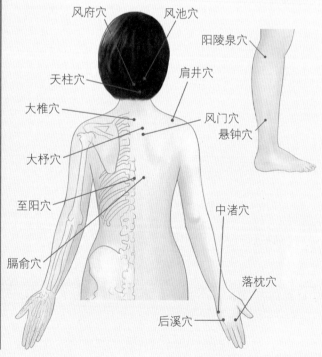

刮痧疗疾手法

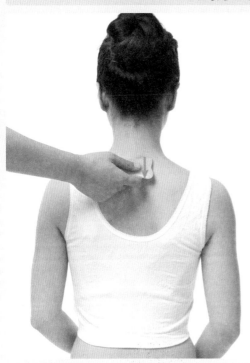

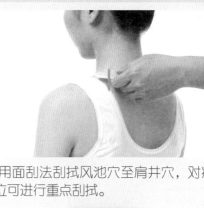

❷ 用面刮法刮拭风池穴至肩井穴，对疼痛部位可进行重点刮拭。

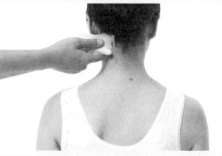

❶ 用面刮法由上而下刮拭背部的风府穴至至阳穴段。

❸ 用面刮法刮拭患侧的天柱穴至大杼穴，以及风门穴至膈俞穴。

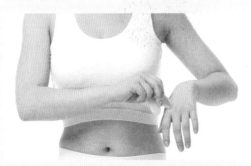

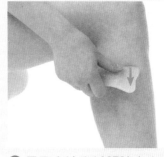

❹ 用点按法刺激患侧手部的落枕穴、中渚穴、后溪穴。

❺ 用面刮法刮拭阳陵泉穴，由上而下进行刮拭，再从阳陵泉向下刮至悬钟穴。

【疾病辅疗小秘方】

按摩缓解落枕痛：以拇指指尖部位用力按揉患侧的"落枕穴"，按揉的同时活动被按揉的手可加强穴位的指压感觉。另外，按揉落枕穴的同时，还应缓慢活动颈部，将头部稍微向前伸，按顺时针方向扭转，使颈部肌肉保持放松状态。颈部扭动的幅度可根据病情轻重而定，较轻者扭动的幅度可大些，较重者可先小幅度扭转，待颈部肌肉松弛后再加大扭转幅度，并将颈部逐渐伸直到正常位置。转动时以基本不出现疼痛的最大幅度为限。5～10分钟后，疼痛则可明显缓解。

肩周炎

超简单自查法

◎肩部疼痛，且夜间疼痛加剧。

◎关节活动范围逐渐减少，特别是外转和外展功能受限最明显。

◎疼痛持续的时间不定，一般在2~9个月。

刮痧取穴

大椎穴：位于人体后正中线上，第7颈椎椎棘下凹陷处。

肩井穴：位于肩胛区，第7颈椎棘突与肩峰最外侧点连线的中点处。

身柱穴：位于第3胸椎棘突下凹陷中。

天宗穴：位于肩胛骨冈下窝中央凹陷处。肩胛冈下缘与肩胛下角之间的上1/3折点处即为此穴。

曲池穴：位于肘横纹外侧端，寻找穴位时曲肘，横纹尽处，即肱骨外上髁内缘凹陷处。

外关穴：位于人体的前臂背侧，手腕子横皱纹向上三指宽处，与正面内关穴相对。

合谷穴：位于手背第1、2掌骨之间，约平第2掌骨中点处。取穴时，可使两手虎口相对，一手的拇指屈曲按下，指尖所指处就是合谷穴。

中渚穴：位于第4、5掌骨间，掌指关节高点向上拇指末节长处。

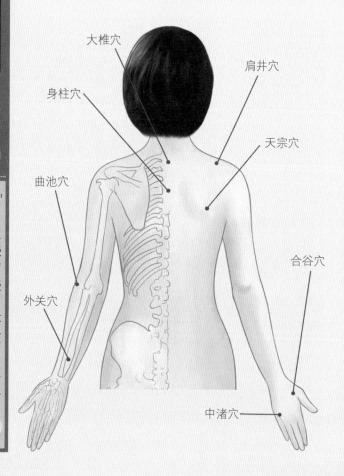

【疾病常识面面观】

肩周炎又叫作"五十肩"，是指肩部关节周围肌肉、肌腱、滑囊和关节囊等软组织出现慢性无菌性炎症，好发于50岁左右的人群。该病的成因与慢性劳损、筋骨外伤有关。另外，外感风寒湿邪导致气血运行不畅，经脉阻滞不通也是诱发该病的重要原因。刮痧对改善肩周炎有非常好的效果，可快速祛风散寒、疏通经络，预防及缓解不适症状。

刮痧疗疾手法

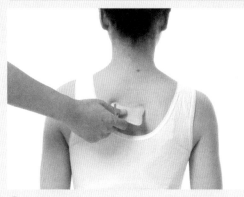

❶ 用面刮法由上而下刮拭大椎穴至身柱穴。

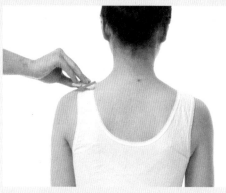

❷ 用面刮法刮拭肩井穴区，对疼痛点、结节部位进行重点刮拭。

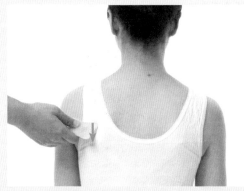

❸ 用面刮法刮拭脊柱两侧的天宗穴，由上而下进行。

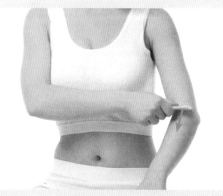

❹ 用面刮法刮拭上肢的曲池穴。

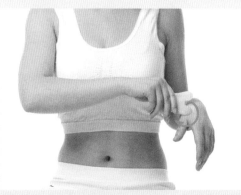

❺ 用按揉法按揉外关穴及合谷穴。

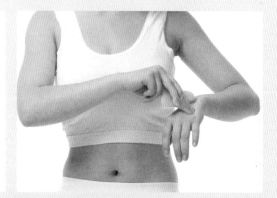

❻ 用点按法按揉中渚穴。

【疾病辅疗小秘方】

钟摆运动改善肩周炎：手臂下垂，肌肉放松，用身体带动双臂前后左右摆动，以及以顺时针、逆时针方向绕圈，摆动的幅度由小到大。

坐骨神经痛

◎疼痛感由臀部放射到大腿、小腿，甚至是足部。

◎疼痛的性质不定，可出现锐痛、钝痛、刺痛，也可能是灼痛。

◎疼痛感往往是持续性的。

◎坐骨神经痛只累及身体一侧，且伴随咳嗽、弯腰、负重等情况而加重。

【疾病常识面面观】

坐骨神经痛是指坐骨神经通路及分布区域出现以疼痛为主的综合征。临床上可将坐骨神经痛分为原发性和继发性两种，前者较为少见，与体内感染源有关，后者出现率较高，与腰椎间盘突出、椎管狭窄、肿瘤等有关。据临床研究发现，久坐不动可导致体内寒气沉积于腰部以下部位，若长时间得不到治疗同样可引发坐骨神经痛。刮痧对此病有着非常好的治疗作用。

刮痧取穴

肝俞穴：位于背部，当第 9 胸椎棘突下，旁开 1.5 寸处。

肾俞穴：位于第 2 腰椎棘突旁开 1.5 寸处。

命门穴：位于第 2 腰椎与第 3 腰椎棘突之间。

关元俞穴：位于身体骶部，第 5 腰椎棘突下，反正中线旁开 1.5 寸处。

环跳穴：位于股骨大转子最凸点与骶管裂孔连线的外 1/3 与 2/3 的交点处。

风市穴：位于下肢的大腿外侧的中线上，腘横纹上 7 寸处。

委中穴：位于腘横纹中点，股二头肌腱与半腱肌肌腱的中间处。

承山穴：位于人体的小腿后面正中，腓肠肌两肌腹与肌腱交角处。

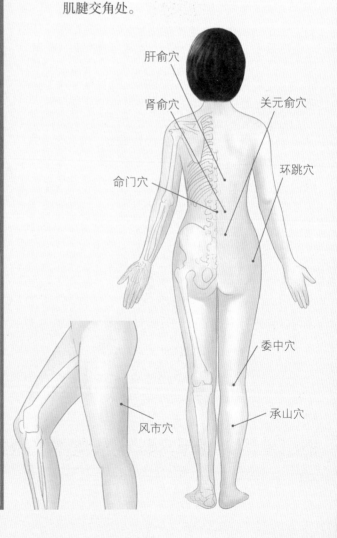

肝俞穴

肾俞穴

关元俞穴

命门穴

环跳穴

委中穴

风市穴

承山穴

刮痧疗疾手法

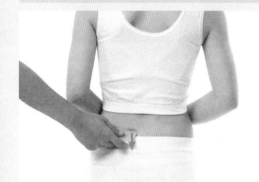

❶用面刮法由上而下刮拭背部肝俞穴、肾俞穴至关元俞穴。

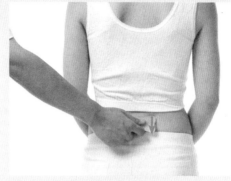

❷用面刮法由上而下刮拭背部的命门穴。

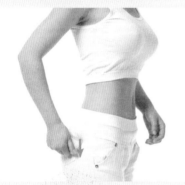

❸用面刮法刮拭环跳穴，由上而下进行。

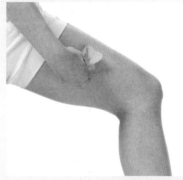

❹用面刮法刮拭大腿外侧的风市穴。

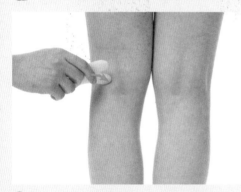

❺用点按法刺激委中穴。

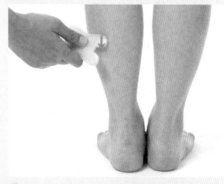

❻用单角刮法由上而下刮拭下肢的承山穴。

【疾病辅疗小秘方】

简易小运动改善坐骨神经痛：

（1）仰卧，屈膝，大腿尽可能贴紧胸部，以臀部为轴，按顺时针方向转动。

（2）仰卧，屈膝，尽量使大腿贴近胸部，然后双腿伸直，反复练习。

（3）手握空拳，拍打腰臀部，力度适中，来回拍打2～3分钟。

腰椎间盘突出

超简单自查法

◎大部分患者会出现腰背部疼痛，一部分人是外伤引起的腰背部疼痛，一部分人是不明原因引发的腰背部疼痛。

◎疼痛部位主要分布在腰背部或腰骶部。

◎坐骨神经痛且疼痛呈放射状，由臀部放射到大腿后外侧，再放射到小腿后外侧以及脚跟部或足背。

◎下肢发冷，足背动脉搏动减弱。

【疾病常识面面观】

所谓的腰椎间盘突出症是由腰椎间盘突出而引起的脊椎病变，椎管狭窄，周围软组织粘连、损伤，压迫腰部脊髓神经根而出现的腰腿疼痛症状，是纤维环破坏所致。该病症是骨科常见的疾病之一，好发于青壮年人群。刮痧治疗能有效改善腰椎间盘突出引发的不适症状。只要选对穴位和方法，效果非常显著。

刮痧取穴

肾俞穴：位于第 2 腰椎棘突旁开 1.5 寸处。

命门穴：位于第 2 腰椎与第 3 腰椎棘突之间。

白环俞穴：位于骶部，当骶正中嵴旁开 1.5 寸，平第四骶后孔处。

腰俞穴：位于骶部，当后正中线上，适对骶管裂孔处。

环跳穴：位于股骨大转子最凸点与骶管裂孔连线的外 1/3 与 2/3 的交点处。

人中穴：位于上鼻唇沟的正中，为急救昏厥要穴。

殷门穴：位于人的大腿后面，当承扶与委中的连线上，承扶下 6 寸处。

委中穴：位于腘横纹中点，股二头肌腱与半腱肌肌腱的中间处。

承山穴：位于人体的小腿后面正中，腓肠肌两肌腹与肌腱交角处。

风市穴：位于下肢的大腿外侧的中线上，腘横纹上 7 寸处。

膝阳关穴：位于膝外侧，当股骨外上髁上方的凹陷处。

阳陵泉穴：位于小腿外侧，当腓骨小头前下方凹陷处。

悬钟穴：位于小腿外侧，在外踝尖上 3 寸，腓骨前缘处。

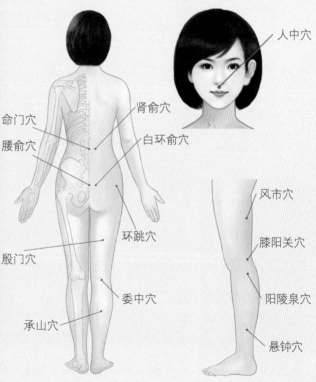

人中穴
命门穴
肾俞穴
腰俞穴
白环俞穴
环跳穴
殷门穴
委中穴
承山穴
风市穴
膝阳关穴
阳陵泉穴
悬钟穴

刮痧疗疾手法

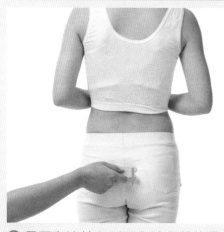

❶ 用面刮法从上到下刮拭背部的肾俞穴、命门穴、白环俞穴至腰俞穴。

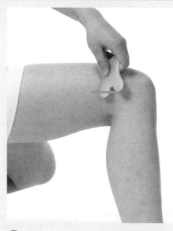

❷ 用面刮法刮拭环跳穴、风市穴、膝阳关穴、阳陵泉穴、悬钟穴。

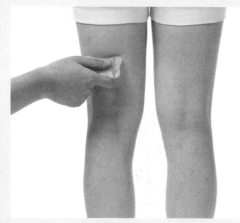

❸ 用面刮法从上到下刮拭殷门穴、委中穴至承山穴。

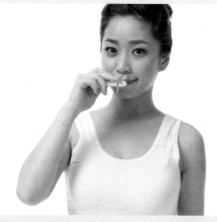

❹ 用点按法刺激人中穴，注意把握力度，不可过重。

【疾病辅疗小秘方】

腰椎间盘突出的患者平时要有良好的坐姿，睡眠时的床不宜太软。长期伏案工作者需要注意桌、椅高度，定期改变姿势。常弯腰的工作者，应定时伸腰、挺胸活动，并使用宽的腰带。应加强腰背肌训练，增加脊柱的内在稳定性，长期使用腰围者，尤其需要注意腰背肌锻炼，以防止失用性肌肉萎缩带来不良后果。如需弯腰取物，最好采用屈髋、屈膝下蹲方式，减少对腰椎间盘后方的压力。

脱掉高跟鞋改穿平底鞋：专家提示凡患有腰椎间盘突出症的患者无论是患病期还是术后康复期都不宜穿高跟鞋，该类鞋子会加重腰部的承重量，对病情无益。除此以外，容易被人们忽视的中跟鞋也最好不穿，穿此类鞋的道理与高跟鞋相同，只是危害性较前者轻一些罢了。

类风湿关节炎

超简单自查法

◎该病大多数为缓慢隐性发病，少数为急性发病，发病与缓解交替进行。

◎患病关节出现肿胀、疼痛现象，并伴有僵硬感。

◎严重者患病关节会出现强直和掌指关节脱位。

◎该病好发于掌指关节、腕关节、肘关节、足趾关节。

【疾病常识面面观】

类风湿关节炎是一种全身性自身免疫病。类风湿性关节炎在各年龄中皆可发病，尤其是 30 ~ 50 岁发病人数最多，且女性患者多于男性。若不及时治疗可导致身体残疾。中医里的刮痧对改善类风湿关节炎有着非常好的疗效，患者朋友们不妨一试。

刮痧取穴

大椎穴：位于人体后正中线上，第 7 颈椎椎棘下凹陷处。

肾俞穴：位于第 2 腰椎棘突旁开 1.5 寸处。

腰俞穴：位于骶部，当后正中线上，适对骶管裂孔处。

足三里穴：位于小腿前外侧，当犊鼻下 3 寸，距胫骨前缘一横指（中指）处。

阳陵泉穴：位于小腿外侧，当腓骨小头前下方凹陷处。

委中穴：位于腘横纹中点，股二头肌腱与半腱肌肌腱的中间处。

承山穴：位于人体的小腿后面正中，腓肠肌两肌腹与肌腱交角处。

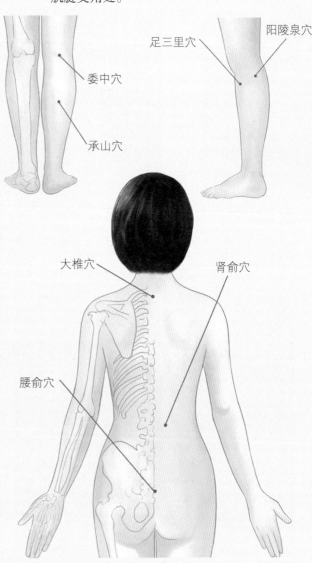

足三里穴 阳陵泉穴 委中穴 承山穴 大椎穴 肾俞穴 腰俞穴

刮痧疗疾手法

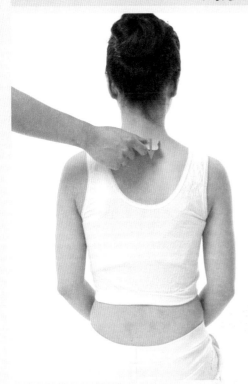

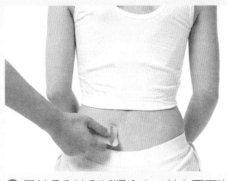

②用单角刮法刮拭肾俞穴，从上而下进行。

①用面刮法从上而下刮拭大椎穴。

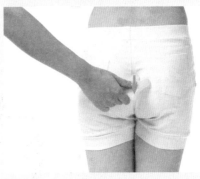

③用单角刮法刮拭腰俞穴，从上而下进行。

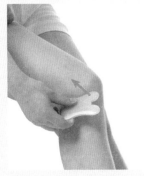

④用面刮法刮拭膝关节，由下而上进行；再以面刮法由委中穴刮至承山穴，以及阳陵泉穴和足三里穴。

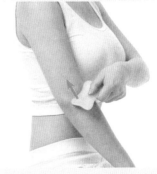

⑤用面刮法刮拭肘关节，由下而上进行。

【疾病辅疗小秘方】

饮食调养改善病情：患有类风湿关节炎的患者，在饮食上要加倍留意。首先，类风湿关节炎病人应选用高蛋白、高维生素及容易消化的食物，尽可能选择营养成分不易流失的烹调方式，如蒸、煮等，以保证机体吸收到足够的营养成分。其次，类风湿关节炎病人不宜服用过于刺激性的食品，如辣椒、茶叶、咖啡、冷饮等。

小腿抽筋

刮痧取穴

人中穴：位于上鼻唇沟的正中，为急救昏厥要穴。

液门穴：位于手背部当第4、5指间，指蹼缘后方赤白肉际处。

委中穴：位于腘横纹中点，股二头肌腱与半腱肌肌腱的中间处。

承筋穴：位于小腿后面，委中穴与承山穴的连线上，腓肠肌肌腹中央，委中穴下5寸处。

承山穴：位于人体的小腿后面正中，腓肠肌两肌腹与肌腱交角处。

阴陵泉穴：位于小腿内侧，膝下胫骨凹陷处。

阳陵泉穴：位于小腿外侧，当腓骨小头前下方凹陷处。

三阴交穴：位于内踝尖直上3寸，胫骨后缘处。

悬钟穴：位于小腿外侧，在外踝尖上3寸，腓骨前缘处。

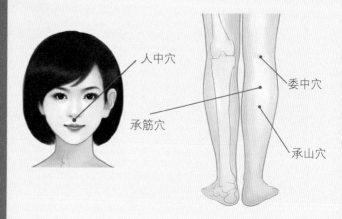

人中穴
委中穴
承筋穴
承山穴

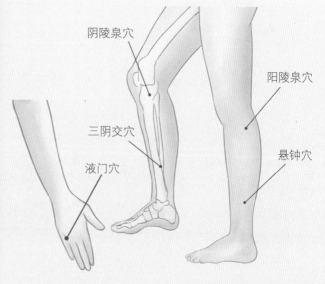

阴陵泉穴
阳陵泉穴
三阴交穴
悬钟穴
液门穴

超简单自查法

◎腿部出现牵扯性疼痛和肌肉痉挛。

◎疼痛可持续数十秒，有的可长达数分钟。

【疾病常识面面观】

　　抽筋的学名叫肌肉痉挛，是一种肌肉自发的强直性收缩，好发于小腿和脚趾部位。静态、动态状况下均可发生。中医认为，该病的成因与气血不足有关，血液无法将足够的养分送达小腿及脚趾部位，因而诱发抽筋症状。刮痧对改善气血运行不畅有着非常好的疗效，被小腿抽筋困扰的人们可以此法缓解不适症状。

刮痧疗疾手法

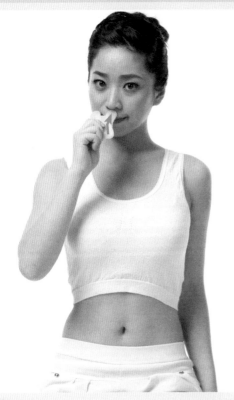

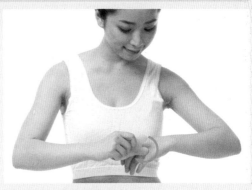

❷用按揉法刺激液门穴。

❶用点按法点按人中穴，注意把控力度，不可过度用力。

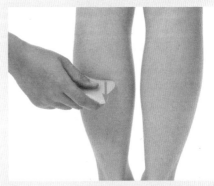

❸用面刮法从上向下刮拭委中穴、承筋穴至承山穴。

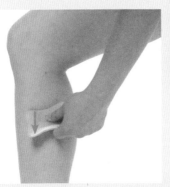

❹用面刮法从上到下刮拭阴陵泉穴至三阴交穴。

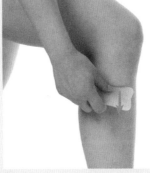

❺用面刮法由上而下刮拭阳陵泉穴至悬钟穴。

【疾病辅疗小秘方】

反其道而行之治抽筋：当发生抽筋时，首先要做的是立刻扳起脚使脚翘起，其次是尽量伸直膝关节，保持这个动作2分钟以上，疼痛症状会有所好转。当小腿前面的肌肉抽筋时，可压住脚板并用力扳屈脚趾。

足跟痛

委中穴：位于腘横纹中点，股二头肌腱与半腱肌肌腱的中间处。

承山穴：位于人体的小腿后面正中，腓肠肌两肌腹与肌腱交角处。

申脉穴：位于人体的足外侧部位，脚外踝中央下端一厘米凹处。

太溪穴：位于足内侧，在脚的内踝与跟腱之间的凹陷处。

照海穴：位于内踝尖正下方凹陷处。

水泉穴：位于足内侧，内踝后下方，当太溪直下1寸，跟骨结节的内侧凹陷处。

涌泉穴：位于足前部凹陷处第2、3趾趾缝纹头端与足跟连线的前三分之一处。

大陵穴：位于腕掌横纹的中点处，当掌长肌腱与桡侧腕屈肌腱之间。

超简单自查法
◎单侧或双侧足跟或脚底部疼痛不适。
◎痛感大多为酸胀或针刺样。
◎走路困难。

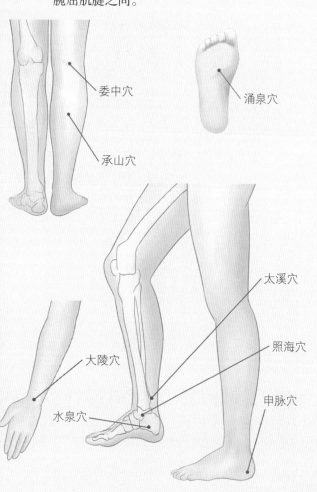

委中穴　涌泉穴　承山穴　太溪穴　照海穴　大陵穴　水泉穴　申脉穴

【疾病常识面面观】

引发足跟痛的原因很多，现代临床医学研究证实，足跟痛是由跖筋膜创伤性炎症、跟腱周围炎症、跟骨骨刺、骨滑囊炎、脂肪垫变性引起，多见于年龄较大的老年女性。中医认为，治疗足跟痛应首先培补肾精，肾精充足则可生髓充骨，足跟得以滋养，疼痛消减。刮痧则可达到这一目的。

刮痧疗疾手法

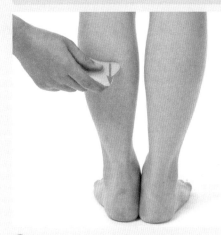

①用面刮法由上而下刮拭患侧的委中穴至承山穴。

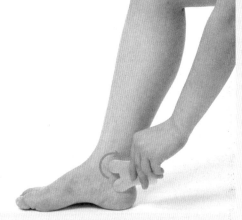

②用按揉法按揉申脉穴。

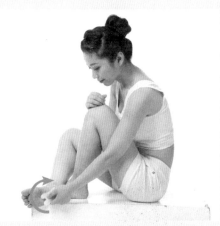

③用按揉法分别按揉太溪穴、照海穴、水泉穴及足底涌泉穴。

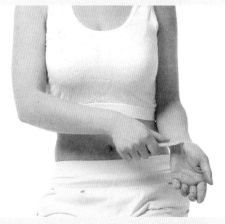

④用面刮法刮拭上肢患侧的大陵穴。

【疾病辅疗小秘方】

足部敷贴治足跟痛：取适量乌梅，去核洗净，放入容器中，加入少许醋捣烂，再加入少许盐，搅匀，涂敷在患足处，用纱布盖好胶布固定。每天敷 1 次，连用一段时间。

功效：乌梅具有活血止瘀痛的作用，使用这个秘方能够起到缓解疼痛症状的作用。

药物足浴法治足跟痛：取伸筋草、透骨草、艾叶、川椒、海桐皮、鸡血藤、地龙、川乌、草乌、红花、黄柏各 20 克，丝瓜络 10 克，制乳香、制没药各 15 克。上方加水2500 毫升左右，煮沸 15 分钟，加入白酒 100 毫升，将药汁放在盆内，熏洗、浸浴双足，每次 20 分钟，然后顺时针和逆时针方向交替按摩足跟 10 分钟。每日早晚各 1 次，每剂可用 3 日。

功效：足浴中用到的药物具有活血止痛的功效，能够起到缓解足跟痛的作用。

痔疮

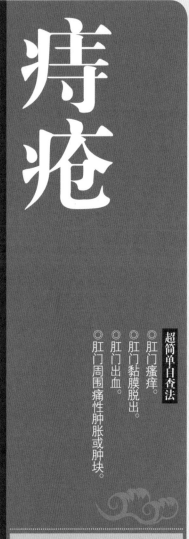

超简单自查法

◎ 肛门瘙痒。

◎ 肛门黏膜脱出。

◎ 肛门出血。

◎ 肛门周围痛性肿胀或肿块。

【疾病常识面面观】

　　痔疮在日常生活中是一种非常普遍的病症，发病率高达70%，男性多于女性，且随着年龄的增长发病率增高。它是由妊娠、局部炎症、贪吃辛辣刺激性食物等原因，导致直肠黏膜充血或静脉回流受阻，使局部静脉扩大屈张形成一个或多个静脉团。采取刮痧治疗方法，再配合饮食起居调理，即可使病情得到缓解。

刮痧取穴

百会穴：位于头部当前发际正中直上 5 寸处，或取两耳尖连线的中点，即为此穴。

腰俞穴：位于骶部，当后正中线上，适对骶管裂孔处。

长强穴：位于人体背部尾骨端下，尾骨端与肛门连线的中点处。

关元穴：位于脐下 3 寸处。

中极穴：位于人体前正中线，脐下 4 寸处。

手三里穴：位于前臂背面桡侧，当阳溪与曲池连线上，肘横纹下 2 寸处。

下廉穴：位于前臂背面桡侧，当阳溪与曲池连线上，肘横纹下 4 寸处。

商阳穴：位于示指桡侧指甲角旁 0.1 寸处。

血海穴：位于大腿内侧，髌底内侧端上 2 寸，当股四头肌内侧头的隆起处。

三阴交穴：位于内踝尖直上 3 寸，胫骨后缘处。

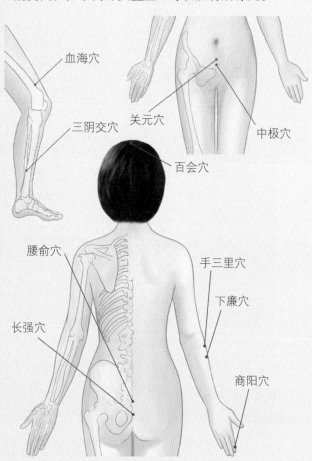

血海穴

三阴交穴

关元穴

中极穴

百会穴

腰俞穴

手三里穴

下廉穴

长强穴

商阳穴

刮痧疗疾手法

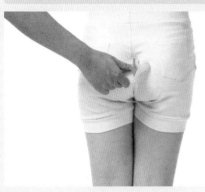

❶用单角刮法从上向下刮拭腰俞穴至长强穴。

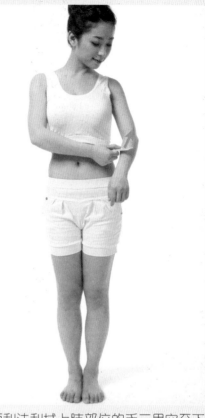

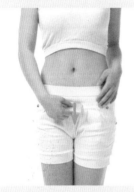

❷用面刮法刮拭人体腹部的关元穴至中极穴。

❸用面刮法刮拭上肢部位的手三里穴至下廉穴。

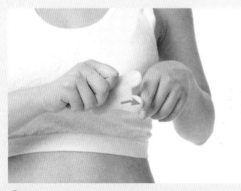

❹用点按法刺激示指尖部的商阳穴。

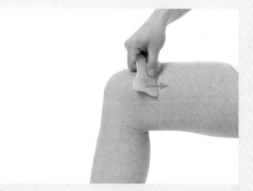

❺用面刮法刮拭腿部的血海穴、三阴交穴。

【疾病辅疗小秘方】

注意起居小细节改善不适症状：第一，痔疮患者需多站少坐，久坐会加重病情。第二，养成侧卧睡觉的习惯，仰卧睡时，痔疮位于心脏层的下面，会导致血液流向痔疮部位，可加重血管肿大。第三，每次排便后要用温水清洗肛门部位，并擦拭干净。

耳鸣

五官科

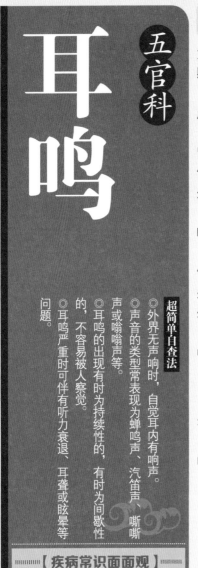

【疾病常识面面观】

所谓的耳鸣就是指人在没有任何外界刺激条件下所产生的异常声音感觉。中医将耳鸣分为实证和虚证两种。实证耳鸣是由外感风热之邪、肝气郁结、贪酒及肥甘厚味之食所致；虚证耳鸣则是由肾阴虚、思虑过度、饮食无常所致。经常刮拭头部及相关穴位则有助于耳鸣的康复。

刮痧取穴

角孙穴： 位于头部，折耳郭向前，当耳尖直上入发际处。

翳风穴： 位于耳垂后耳根部，颞骨乳突与下颌骨下颌支后缘间凹陷处。

风池穴： 位于颈部枕骨之下，与风府穴相平，胸锁乳突肌与斜方肌上端之间的凹陷处。

肾俞穴： 位于第 2 腰椎棘突旁开 1.5 寸处。

气海俞穴： 位于第 3 腰椎棘、旁开 1.5 寸处。

悬颅穴： 位于头部鬓发上，当头维与曲鬓弧形连线的中点处。

听会穴： 位于耳垂的前下方，将嘴张大时，按之有个空凹的地方即为此穴。

气海穴： 位于人体前正中线，脐下 1 寸半处。

关元穴： 位于脐下 3 寸处。

外关穴： 位于人体的前臂背侧，手脖子横皱纹向上三指宽处，与正面内关穴相对。

中渚穴： 位于第 4、5 掌骨间，掌指关节高点向上拇指末节长处。

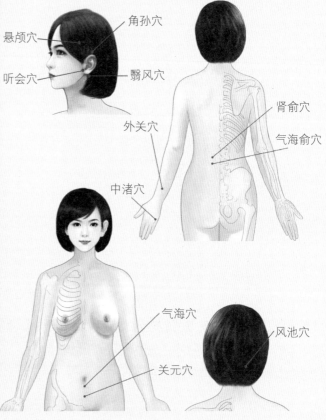

刮痧疗疾手法

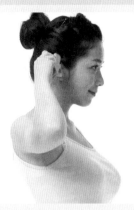

❶用单角刮法刮拭患侧的角孙穴至翳风穴。

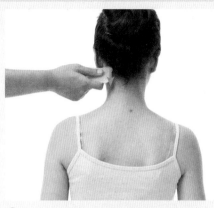

❷用面刮法刮拭风池穴。

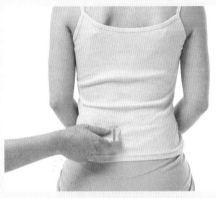

❸用面刮法由上到下刮拭背部膀胱经上的肾俞穴至气海俞穴。

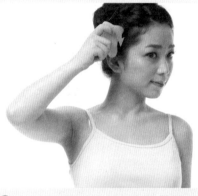

❹用面刮法刮拭头部正面的悬颅穴。

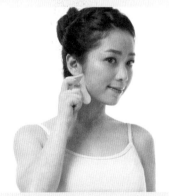

❺用点按法刺激听会穴。

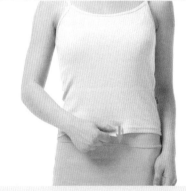

❻用面刮法由上向下刮拭气海穴至关元穴。

【疾病辅疗小秘方】

芹菜根粳米粥：取带根芹菜50克，粳米100克，加水熬煮成粥，分2次服用，连服数日。

功效：芹菜根能够化痰清火，服用本品可以起到改善耳鸣症状的作用。

耳聋

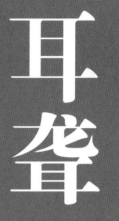

刮痧取穴

脾俞穴：位于第11胸椎棘突下，旁开1.5寸处。

肾俞穴：位于第2腰椎棘突旁开1.5寸处。

角孙穴：位于头部，折耳郭向前，当耳尖直上入发际处。

耳门穴：位于耳屏上切迹与下颌骨髁状突后缘之间的凹陷处。

听宫穴：位于耳门穴下方，耳屏与下颌骨髁状突之间的凹陷处。

听会穴：位于耳垂的前下方，将嘴张大时，按之有个空凹的地方即为此穴。

足三里穴：位于小腿前外侧，当犊鼻下3寸，距胫骨前缘一横指（中指）处。

阳陵泉穴：位于小腿外侧，当腓骨小头前下方凹陷处。

三阴交穴：位于内踝尖直上3寸，胫骨后缘处。

侠溪穴：位于人体的足背部，第4、5趾间，趾蹼缘后方赤白肉际处。

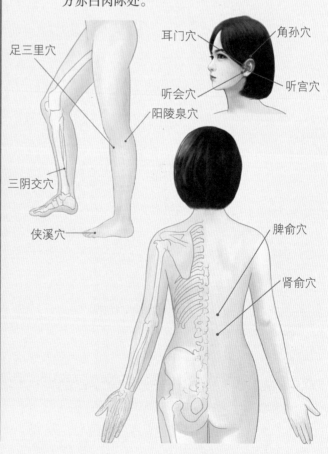

耳门穴　角孙穴
足三里穴　听宫穴
听会穴
阳陵泉穴
三阴交穴
侠溪穴
脾俞穴
肾俞穴

超简单自查法

○发作期会出现听力减退现象。

○多为单侧发病，偶有双侧发病的情况。

○在间歇期听力往往能回复，发病期听力下降。

○听到高频音时感到刺耳，甚至听到稍大一点的声音即感到刺耳难耐。

【疾病常识面面观】

所谓的耳聋是指听觉系统中传音、感音及其听觉传导通路中的听神经和各级中枢发生病变，引起听功能障碍，产生不同程度的听力减退，统称为耳聋。耳聋的成因非常复杂，如外耳道堵塞、中耳炎、噪声等都可导致耳聋。中医刮痧治疗耳聋时，以刮拭耳部周围穴位及相关腧穴为主，坚持操作不适症状会得到缓解。

刮痧疗疾手法

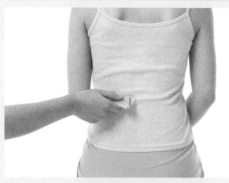

❶ 用面刮法由上而下刮拭背部膀胱经上的脾俞穴至肾俞穴。

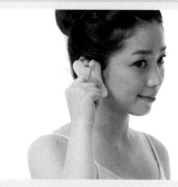

❷ 用点按法分别刺激角孙穴、耳门穴、听宫穴、听会穴。

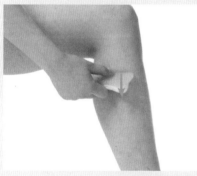

❸ 用面刮法从上向下刮拭阳陵泉穴。

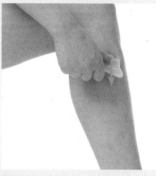

❹ 用面刮法从上向下刮拭足三里穴。

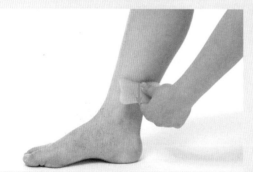

❺ 用面刮法刮拭三阴交穴。

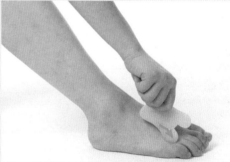

❻ 用点按法刺激足部的侠溪穴。

【疾病辅疗小秘方】

自我按摩防耳聋：第一步，将双手掌心紧扣于双耳孔处，中指和示指放在头后枕部轻轻叩击，感觉耳内出现隆隆如闻鼓声即可。每次叩击 36 下。第二步，双手示指轻轻插入耳孔，直至听不到任何声音为止，然后突然拔出，每次 20 下。第三步，用示指、拇指沿着耳郭边缘上下来回摩擦，直至耳郭发热即可。第四步，用双手示指、拇指指腹，捏住双侧耳垂轻柔至发红发热，然后将耳垂向下拉，再使其恢复原状。

过敏性鼻炎

刮痧取穴

风府穴： 位于后颈部两风池穴连线的中点处，颈顶窝处。

风池穴： 位于颈部枕骨之下，与风府穴相平，胸锁乳突肌与斜方肌上端之间的凹陷处。

大椎穴： 位于人体后正中线上，第7颈椎椎棘下凹陷处。

肺俞穴： 位于第3胸椎棘突旁开1.5寸处。

脾俞穴： 位于第11胸椎棘突下，旁开1.5寸处。

印堂穴： 位于人体的面部，两侧眉头连线的中点处。

鼻通穴： 位于面部，鼻翼软骨与鼻甲的交界处，近处鼻唇沟上端处。

迎香穴： 位于面部，鼻翼旁开约1厘米皱纹中。

口禾髎穴： 位于上唇部，鼻孔外缘直下，平水沟穴处。

尺泽穴： 位于肘横纹中，肱二头肌腱桡侧凹陷处。

列缺穴： 位于前臂桡骨茎突上，腕横纹1.5寸处。

合谷穴： 位于手背第1、2掌骨之间，约平第2掌骨中点处。取穴时，可使两手虎口相对，一手的拇指屈曲按下，指尖所指处就是合谷穴。

超简单自查法

◎打喷嚏：每天阵发性发作，每次打3个以上，清晨起床，疲劳或接触过敏原后立即发作。

◎流鼻涕：鼻涕呈清水样，有时不自觉地从鼻孔中流出。

◎鼻塞：过敏性鼻炎导致的鼻塞可呈间歇性发作，或单侧或双侧，轻重不定。

◎鼻痒：鼻内发痒，花粉过敏者可伴随眼痒、耳痒、咽痒。

【疾病常识面面观】

过敏性鼻炎受先天禀赋和外界环境影响，前者有明显的家族病史，而外界环境中的粉尘、螨虫、灰尘等都可能成为慢性鼻炎的诱因。治疗过敏性鼻炎时，主要以改善心肺功能、促进鼻黏膜的血液循环为主。所以，在采用刮痧疗法时，可据此选择恰当的穴位。

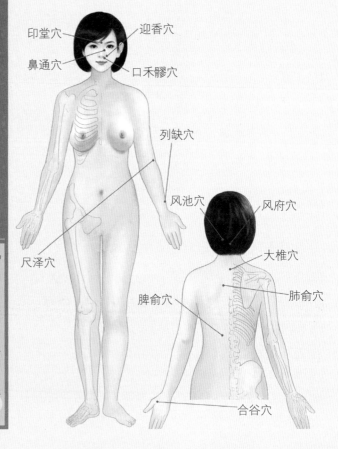

印堂穴　迎香穴　鼻通穴　口禾髎穴　列缺穴　风池穴　风府穴　尺泽穴　大椎穴　脾俞穴　肺俞穴　合谷穴

刮痧疗疾手法

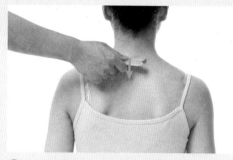

①用面刮法由上到下刮拭风府穴至大椎穴。

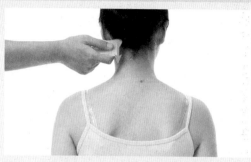

②用单角刮法刮拭双侧的风池穴，由上而下刮拭。

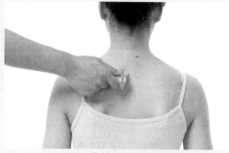

③用面刮法由上而下刮拭肺俞穴至脾俞穴。

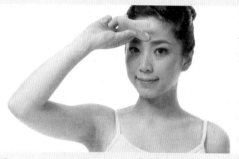

④用点按法分别按揉印堂穴及鼻通穴。

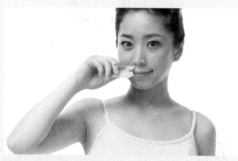

⑤用单角刮法刮拭口禾髎至迎香穴。

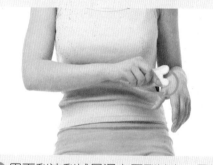

⑥用面刮法刮拭尺泽穴至列缺穴，用按揉法按揉合谷穴。

【疾病辅疗小秘方】

过敏性鼻炎的饮食禁忌：

（1）忌食牛肉、乳制品、蛋类、牡蛎、鲑鱼、含咖啡因的饮料、玉米、燕麦、小麦。

（2）忌食生冷食品，如冰激凌、冰啤酒等。

（3）忌食刺激性食物，如辣椒、芥末等，容易刺激呼吸道黏膜的食物。

（4）少吃或忌吃动物内脏。

（5）戒烟、限酒。

（6）芹菜、酒酿等发物需谨慎食用。

鼻窦炎

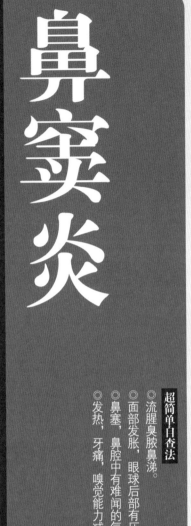

超简单自查法

◎ 流腥臭脓鼻涕。
◎ 面部发胀，眼球后部有压迫感。
◎ 鼻塞，鼻腔中有难闻的气味。
◎ 发热，牙痛，嗅觉能力减退。

【疾病常识面面观】

鼻窦炎是五官科疾病中一种较为常见的病症，可分为急性和慢性两类。鼻窦炎常继发于呼吸道感染或急性鼻炎。中医刮痧可有效缓解鼻窦炎引发的不适症状。

刮痧取穴

百会穴：位于头部当前发际正中直上 5 寸处，或取两耳尖连线的中点，即为此穴。

风池穴：位于颈部枕骨之下，与风府穴相平，胸锁乳突肌与斜方肌上端之间的凹陷处。

胆俞穴：位于背部，当第 10 胸椎棘突下，旁开 1.5 寸处。

脾俞穴：位于第 11 胸椎棘突下，旁开 1.5 寸处。

印堂穴：位于人体的面部，两侧眉头连线的中点处。

攒竹穴：位于面部眉毛内侧边缘凹陷处。

鼻通穴：位于面部，鼻翼软骨与鼻甲的交界处，近处鼻唇沟上端处。

迎香穴：位于鼻翼外缘中点旁 0.5 寸处。

列缺穴：位于前臂部，桡骨茎突上方，腕横纹上 1.5 寸处。

太渊穴：位于手腕部，腕横纹上，拇指根部桡侧凹陷处。

阴陵泉穴：位于小腿内侧，膝下胫骨凹陷处。

三阴交穴：位于内踝尖直上 3 寸，胫骨后缘处。

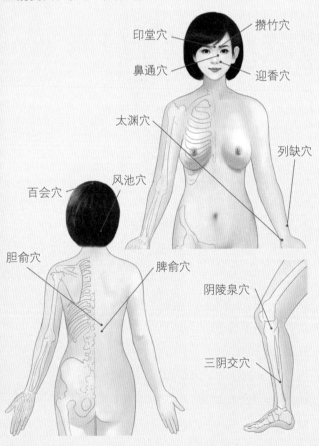

印堂穴　攒竹穴
鼻通穴　迎香穴
太渊穴　列缺穴
百会穴　风池穴
胆俞穴　脾俞穴
阴陵泉穴
三阴交穴

刮痧疗疾手法

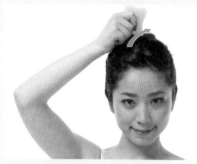

①用单角刮法刮拭头顶的百会穴。

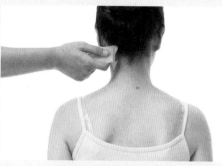

②用面刮法刮拭两侧的风池穴，由上而下进行刮拭。

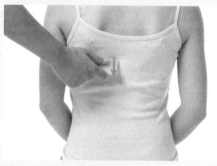

③用面刮法刮拭胆俞穴至脾俞穴。

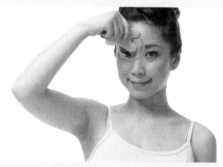

④用点按法按揉面部的印堂穴、攒竹穴、鼻通穴、迎香穴。

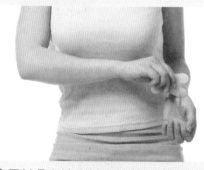

⑤用单角刮法刮拭上肢部位的列缺穴至太渊穴，再以按揉法按揉手部的合谷穴。

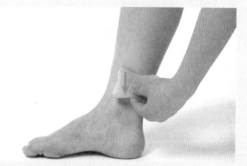

⑥用面刮法由上而下刮拭阴陵泉穴至三阴交穴。

【疾病辅疗小秘方】

小偏方改善鼻窦炎

方一：取鸡蛋 2～3 只，鲜大蓟根 150 克，加水共煮，吃蛋喝汤。

功效：大蓟根具有润肺解毒，滋阴止血之功效，与鸡蛋共食可以治疗鼻窦炎。

方二：取辛夷花 15 克，放入砂锅中加入清水 2 碗，煮至 1 碗时晾凉服用。

功效：辛夷花味辛，性温，此方有散风寒、通鼻窍的作用。

咽喉肿痛

超简单自查法

○喉咙处红肿、疼痛。

○吞咽食物时疼痛加剧，出现吞咽障碍。

【疾病常识面面观】

咽喉肿痛是口咽和喉咽部发生病变时的典型症状，中医将其归入了"喉痹"的范畴。现代临床医学将急性扁桃体炎、急性咽炎、急性喉炎、扁桃体周围脓肿等也归入了"喉痹"之内。中医刮痧治疗此病时，会有针对性地选取特效穴位，只要刮拭得当，疼痛症状就会得到缓解。

刮痧取穴

风池穴：位于颈部枕骨之下，与风府穴相平，胸锁乳突肌与斜方肌上端之间的凹陷处。

大椎穴：在后背正中线上，第7颈椎椎棘下凹陷处。

肺俞穴：位于第三胸椎棘突旁开1.5寸处。

廉泉穴：位于人体的颈部，当前正中线上，结喉上方，舌骨上缘凹陷处。

人迎穴：位于颈部，喉结旁，当胸锁乳突肌的前缘。

天突穴：位于颈部，当前正中线上，胸骨上窝中央处。

尺泽穴：位于肘横纹中，肱二头肌腱桡侧凹陷处。

列缺穴：在前臂，桡骨茎突上方，腕横纹1.5寸处。

曲池穴：位于肘横纹外侧端，寻找穴位时曲肘，横纹尽处，即肱骨外上髁内缘凹陷处。

合谷穴：位于手背第1、2掌骨之间，约平第2掌骨中点处。取穴时，可使两手虎口相对，一手的拇指屈曲按下，指尖所指处就是合谷穴。

太溪穴：在足内侧，脚的内踝与跟腱之间的凹陷处。

冲阳穴：位于足背部的最高处，当踇长伸肌腱和趾长伸肌腱之间，足背动脉搏动处。

廉泉穴　人迎穴　天突穴　尺泽穴　列缺穴　冲阳穴　风池穴　大椎穴　肺俞穴　太溪穴　曲池穴　大椎穴　合谷穴

刮痧疗疾手法

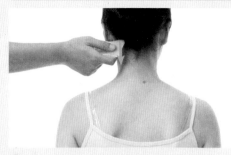

❶用面刮法刮拭双侧的风池穴。

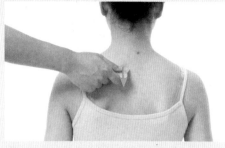

❷用面刮法分别刮拭人体背部的大椎穴和肺俞穴。

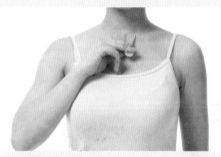

❸用面刮法由上向下刮拭廉泉穴至天突穴。

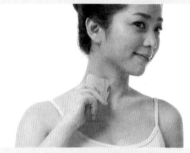

❹用面刮法刮拭喉结两侧部位，重点刮拭人迎穴。

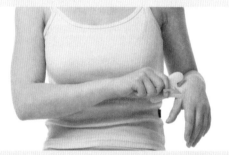

❺用面刮法刮拭上肢的尺泽穴、列缺穴、曲池穴，再以点按法刺激手部的合谷穴。

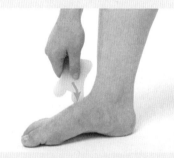

❻用面刮法分别刮拭下肢部位的太溪穴，以点按法按揉足背部的冲阳穴。

【疾病辅疗小秘方】

小偏方改善咽喉肿痛

方一：取雪梨3个，洗净后捣烂，加50克蜂蜜及适量清水，煎服，每日2次，连服数日。

功效：雪梨可以润肺化痰，服用此方能够消肿镇痛。

方二：取鲜荸荠200克，洗净，去皮，绞碎榨汁，每日3次，连服数日。

功效：荸荠有清热泻火的功效，服用此方能够治疗咽喉肿痛。

方三：取新鲜草莓200克，洗净后榨汁，早晚各服30毫升，连服数日。

功效：草莓可以清热利咽，服用此方有清热消肿的效果。

扁桃体炎

刮痧取穴

翳风穴：位于耳垂后耳根部，颞骨乳突与下颌骨下颌支后缘间凹陷处。

大椎穴：位于人体后正中线上，第7颈椎椎棘下凹陷处。

天突穴：位于颈部，当前正中线上，胸骨上窝中央处。

曲池穴：位于肘横纹外侧端，寻找穴位时曲肘，横纹尽处，即肱骨外上髁内缘凹陷处。

合谷穴：位于手背第1、2掌骨之间，约平第2掌骨中点处。取穴时，可使两手虎口相对，一手的拇指屈曲按下，指尖所指处就是合谷穴。

鱼际穴：位于第1掌骨中点桡侧，赤白肉际处。

少商穴：位于拇指桡侧指甲角旁0.1寸处。

太溪穴：位于足内侧，在脚的内踝与跟腱之间的凹陷处。

内庭穴：位于足背第2、3趾间，趾蹼缘后方赤白肉际处。

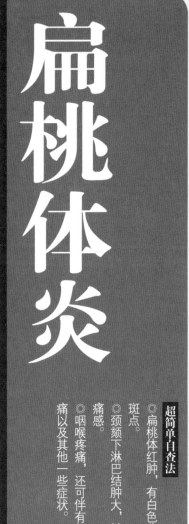

超简单自查法

◎扁桃体红肿，有白色分泌物和斑点。

◎颈颌下淋巴结肿大，触摸时有痛感。

◎咽喉疼痛，还可伴有低热、头痛以及其他一些症状。

【疾病常识面面观】

扁桃体是咽喉后部淋巴组织的聚合体，能产生抗体，避免人体的呼吸道发生感染。当这些组织自身发生感染时，便会引发扁桃体炎。从中医角度来讲，此病是由外感风热病邪所致，若不及时治疗会令病情加重。所以，在刮痧治疗时，应以祛除热邪为主要方法，选取有效穴位，进行刮拭。

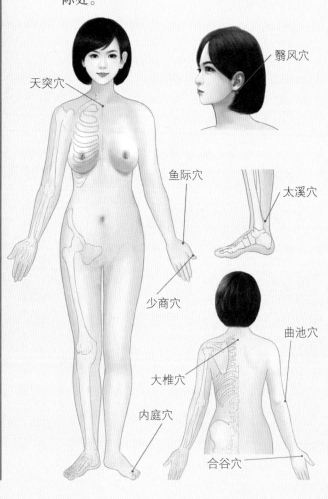

天突穴　翳风穴　鱼际穴　太溪穴　少商穴　曲池穴　大椎穴　内庭穴　合谷穴

刮痧疗疾手法

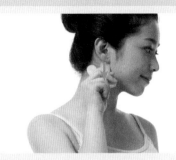

❶用单角刮法刮拭翳风穴。

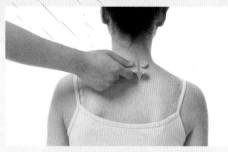

❷用面刮法刮拭背部大椎穴，从上向下刮拭。

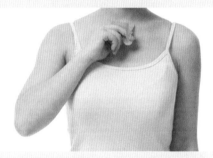

❸用面刮法刮拭人体正面的天突穴，从上向下刮拭。

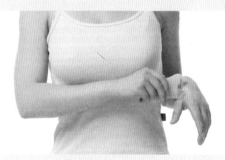

❹用点按法刺激合谷穴。

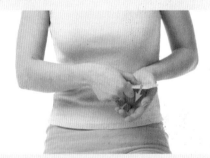

❺用面刮法刮拭曲池穴，及鱼际穴至少商穴。

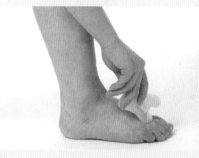

❻用面刮法刮拭太溪穴，再以点按法按揉内庭穴。

【疾病辅疗小秘方】

小偏方改善扁桃体炎

方一：取金银花、连翘各 20 克，车前子、蒲公英各 30 克，用水煎取浓汁，将纱布浸入浓汁中，取出敷在颈前部。

功效：金银花、连翘、车前子和蒲公英都是清热解毒的良药，使用本方有明显的解毒消炎之功效。

方二：取适量灯笼草，炒成焦末，用酒调成糊状，敷在咽喉部位。

功效：灯笼草具有清肺治肝、利咽化痰的功能，使用此方能够改善扁桃体炎的症状。

牙痛

刮痧取穴

下关穴：位于面部，耳前方，颧骨与下颌之间的凹陷处。

大迎穴：位于下颌角前方，咬肌附着部前缘，当面动脉搏动处。

颊车穴：位于面颊部，下颌角前上方约一横指（中指）处。当咀嚼时咬肌隆起，按之凹陷处。

外关穴：位于人体的前臂背侧，手脖子横皱纹向上三指宽处，与正面内关穴相对。

合谷穴：位于手背第 1、2 掌骨之间，约平第 2 掌骨中点处。取穴时，可使两手虎口相对，一手的拇指屈曲按下，指尖所指处就是合谷穴。

二间穴：位于示指第 2 指关节前，桡侧凹陷处。

内庭穴：位于足背第 2、3 趾间，趾蹼缘后方赤白肉际处。

行间穴：位于足背侧，当第 1、2 趾间，趾蹼缘的后方赤白肉际处。

超简单自查法

○牙龈红肿。

○牙齿遇冷或热刺激出现刺痛反应。

○面颊部肿胀，有时可牵扯到半侧面部胀痛难耐。

【疾病常识面面观】

牙痛是口腔科一种极为常见的病症。中医认为，牙痛与大肠经和胃经功能失调、局部气血凝滞有关。所以，要想从根本上改善牙痛问题，首先要调理胃经及大肠经功能，并疏通经络，改善气血凝滞问题。刮痧时，可选取面部的相关穴位及其他特效穴位，以科学的手法进行刮拭，便可改善牙痛问题。

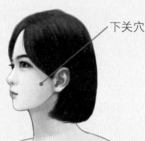

下关穴

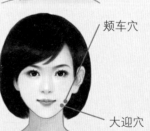

颊车穴

大迎穴

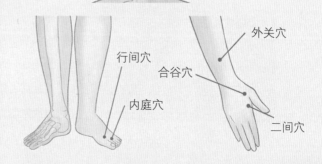

行间穴

内庭穴

合谷穴

外关穴

二间穴

刮痧疗疾手法

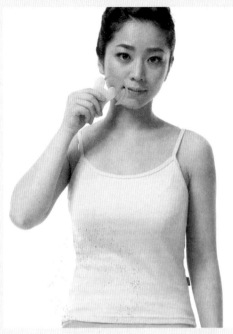

① 用平面按揉法按揉下关穴、大迎穴、颊车穴。

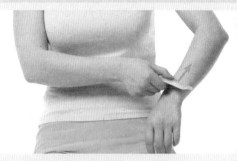

② 用面刮法刮拭外关穴。

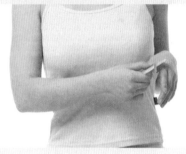

③ 用面刮法刮拭合谷穴至二间穴。

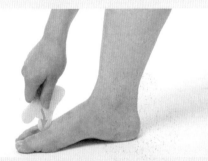

④ 用点按法按揉行间穴。

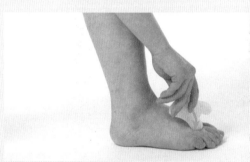

⑤ 用点按法按揉内庭穴。

【疾病辅疗小秘方】

牙痛急救方

方一：牙痛发作时疼痛难忍，可取1粒花椒放在疼痛的牙齿处，紧紧咬合，疼痛即可缓解。

功效：花椒有除湿止痛的作用，因此使用本方能够缓解牙痛。

方二：取1朵丁香花，捣碎后填入龋齿空隙，几小时后牙痛即消，并能够在较长的时间内不再复发。

功效：丁香花能止痛、杀菌，因此使用本方能够治疗牙痛。

方三：用盐水或酒漱口也具有缓解牙痛的作用。

功效：食盐和酒精都具有杀菌消炎的作用，因此可以用此方缓解牙痛。

视力减退

超简单自查法

◎视物不清、眼睛干涩、眼肌疲劳。

◎有时还伴有眼胀、头痛等症状。

【疾病常识面面观】

视力减退是眼科常见病症之一。中医认为，视力减退多与肝肾阴虚、气血不足有关。对眼睛周围穴位及相关特效穴位进行刮痧则可以改善眼睛疲劳，促进眼周的血液循环，为眼睛提供足够的营养供给，有效改善视力减退症状。

刮痧取穴

风池穴：位于颈部枕骨之下，与风府穴相平，胸锁乳突肌与斜方肌上端之间的凹陷处。

肝俞穴：位于背部，当第9胸椎棘突下，旁开1.5寸处。

肾俞穴：位于第二腰椎棘突旁开1.5寸处。

攒竹穴：位于面部眉毛内侧边缘凹陷处。

睛明穴：位于面部，目内眦角稍上方凹陷处。

瞳子髎穴：位于面部，目外眦旁，眼眶外侧缘处。

光明穴：位于小腿外侧，当外踝尖上5寸，腓骨前缘处。

阳辅穴：在小腿外侧，当外踝尖上4寸，腓骨前缘稍前方处。

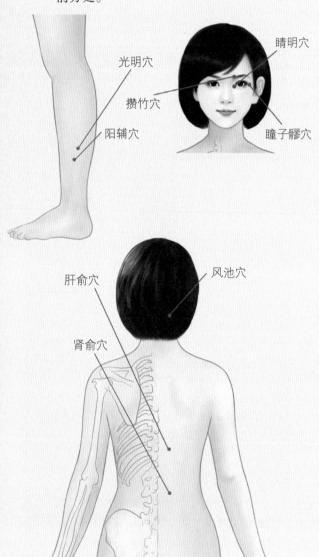

光明穴
攒竹穴
阳辅穴
睛明穴
瞳子髎穴

肝俞穴
风池穴
肾俞穴

刮痧疗疾手法

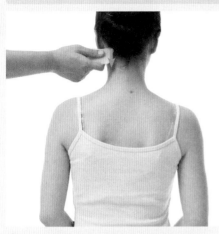

①用面刮法刮拭两侧的风池穴。

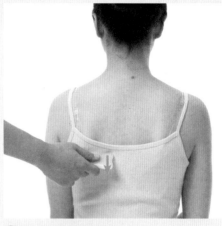

②用面刮法由上而下刮拭背部的肝俞穴至肾俞穴。

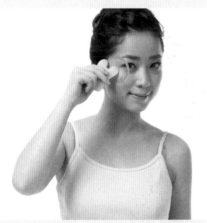

③用按揉法按揉睛明穴、攒竹穴、瞳子髎穴。

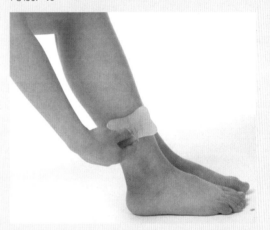

④用面刮法从上到下刮拭光明穴至阳辅穴。

【疾病辅疗小秘方】

（1）枸杞菊花粥：取枸杞子 15 克，白菊花 5 克，糯米 150 克。将三者清洗干净后一同放入锅中加入适量清水煮粥食用，早晚各服 1 次。

功效：枸杞子具有益精明目之功效，菊花则有清肝明目的作用，食用此粥可养阴清热、补肝明目。

（2）枸杞炒猪肝：取枸杞子 15 克，猪肝 200 克，将猪肝切成薄片，用料酒、葱、姜汁和盐腌渍 10 分钟，加入枸杞子、酱油、味精、生粉和油，拌匀，放于盘内，在微波炉内高功率转 4 分钟，中途翻拌 2 次，佐餐食用。

功效：枸杞子能够益精明目，猪肝则可以补益肝肾、养血明目，此方能够用于帮助改善视力。

结膜炎

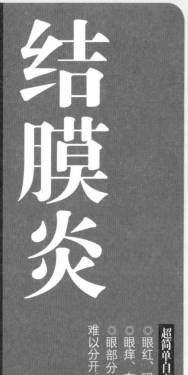

超简单自查法

◎眼红、眼睑红肿。

◎眼痒、有灼烧感、流泪或溢泪。

◎眼部分泌物增多使眼睫毛粘连难以分开。

【疾病常识面面观】

急性结膜炎就是我们常说的"红眼病"，是由病毒、细菌、过敏性物质引起的结膜炎症。该病好发于夏秋季节，传染性极强。结膜炎本身对视力影响不大，但如果任其发展当炎症波及角膜或出现并发症时，对视力会产生较大的损害。所以，对于急性结膜炎切莫忽视，做到早发现、早治疗。刮痧时可针对重点穴位进行刮拭，一般治疗 2 ~ 3 次不适症状即可减轻。

刮痧取穴

风池穴：位于颈部枕骨之下，与风府穴相平，胸锁乳突肌与斜方肌上端之间的凹陷处。

肺俞穴：位于第 3 胸椎棘突旁开 1.5 寸处。

肝俞穴：位于背部，当第 9 胸椎棘突下，旁开 1.5 寸处。

肾俞穴：位于第 2 腰椎棘突旁开 1.5 寸处。

攒竹穴：位于面部眉毛内侧边缘凹陷处。

睛明穴：位于面部，目内眦角稍上方凹陷处。

太阳穴：位于耳郭前面，前额两侧，外眼角延长线的上方。取穴时可咬紧牙，眉梢后侧浮起的筋脉，便是该穴。

瞳子髎穴：位于面部，目外眦旁，眼眶外侧缘处。

合谷穴：位于手背第 1、2 掌骨之间，约平第 2 掌骨中点处。取穴时，可使两手虎口相对，一手的拇指屈曲按下，指尖所指处就是合谷穴。

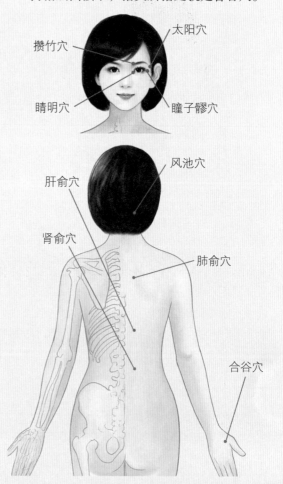

刮痧疗疾手法

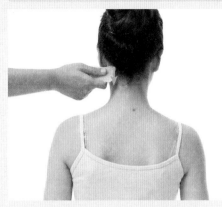

①用面刮法刮拭双侧的风池穴。

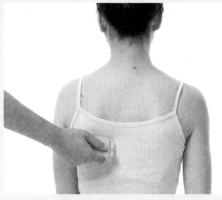

②用面刮法由上而下刮拭肺俞穴、肝俞穴至肾俞穴。

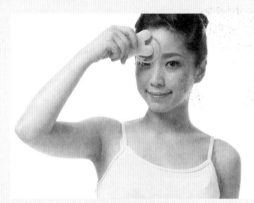

③用按揉法按揉攒竹穴。

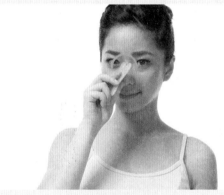

④用按揉法按揉睛明穴。

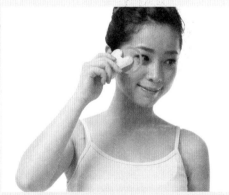

⑤用按揉法按揉瞳子髎穴。

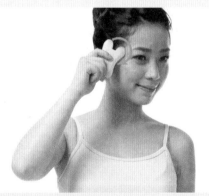

⑥用按揉法按揉太阳穴。

【疾病辅疗小秘方】

结膜炎的生活对策：首先，应勤洗手，避免随意揉眼睛；其次，要做到洗漱用品专人专用，避免交叉感染；再次，患病期间不能到游泳池游泳，以免将病菌传给他人。

白内障

风池穴：位于颈部枕骨之下，与风府穴相平，胸锁乳突肌与斜方肌上端之间的凹陷处。

肝俞穴：位于背部，当第9胸椎棘突下，旁开1.5寸处。

肾俞穴：位于第2腰椎棘突旁开1.5寸处。

攒竹穴：位于面部眉毛内侧边缘凹陷处。

鱼腰穴：位于额部，瞳孔正上方，眉毛中。

晴明穴：位于面部，目内眦角稍上方凹陷处。

足三里穴：位于小腿前外侧，当犊鼻下3寸，距胫骨前缘一横指（中指）处。

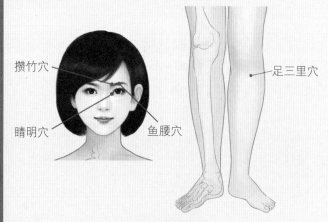

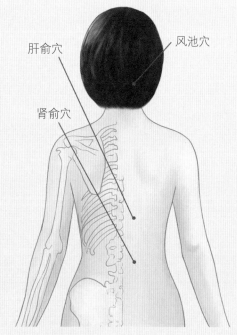

超简单自查法

◎ 用一只眼睛看东西时有重影或三重影。

◎ 在雾天、强光条件下重影症状加重。

◎ 夜晚识别物体细节及看东西非常困难。

◎ 从暗处进入明亮的环境时，视力模糊特别明显。

【疾病常识面面观】

白内障是眼科疾病最常见的一种致盲性疾病，多发于50岁以上的老年人。中医认为，该病是由年老精衰，晶珠失养所致。刮痧疗法对此有着非常好的治疗效果，只要选对穴位，采取科学的手法，即可达到补肝健脾、强肾、益气养血的目的，进而改善白内障的病况。

刮痧疗疾手法

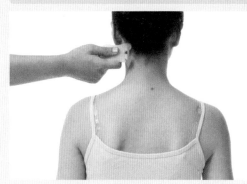
❶用单角刮法刮拭风池穴。

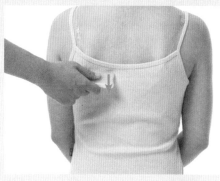
❷用面刮法由上而下刮拭肝俞穴至肾俞穴。

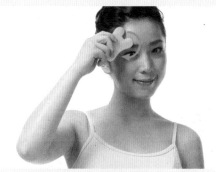
❸用平面按揉法按揉鱼腰穴。

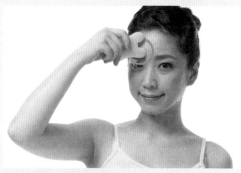
❹用按揉法按揉攒竹穴。

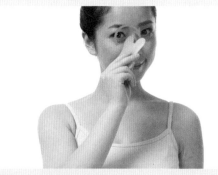
❺用按揉法按揉睛明穴。

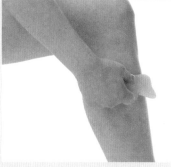
❻用面刮法刮拭下肢处的足三里穴。

【疾病辅疗小秘方】

小偏方改善白内障

方一：取绿茶适量，用沸水冲服。

功效：绿茶的有益成分能有效减少白内障的发病，常年饮用绿茶，既能预防白内障，又能控制白内障的发展。

方二：取250克枸杞子，浸入适量的黄酒中，密封2个月。饭后适量饮用，每日2次。

功效：枸杞子可以补血益精，清热明目，饮用此方可改善肝虚引发的见风流泪白内障。

近视

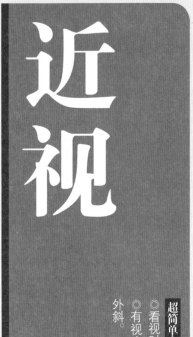

超简单自查法
◎看视时视物不清近视视力正常。
◎有视疲劳，可发生外隐斜或共转性外斜。

刮痧取穴

风池穴：位于颈部枕骨之下，与风府穴相平，胸锁乳突肌与斜方肌上端之间的凹陷处。

肝俞穴：位于背部，当第9胸椎棘突下，旁开1.5寸处。

肾俞穴：位于第2腰椎棘突旁开1.5寸处。

睛明穴：位于面部，目内眦角稍上方凹陷处。

承泣穴：位于面部瞳孔直下，当眼球与眶下缘之间。

翳明穴：位于颈部，翳风穴后1寸，翳风与安眠连线的中点处。

合谷穴：位于手背第1、2掌骨之间，约平第2掌骨中点处。取穴时，可使两手虎口相对，一手的拇指屈曲按下，指尖所指处就是合谷穴。

足三里穴：位于小腿前外侧，当犊鼻下3寸，距胫骨前缘一横指（中指）处。

三阴交穴：位于内踝尖直上3寸，胫骨后缘处。

光明穴：位于小腿外侧，当外踝尖上5寸，腓骨前缘处。

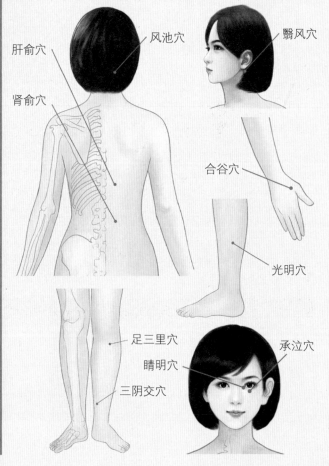

【疾病常识面面观】

近视是一种常见的眼科疾病，也是众多青少年的困扰之一。中医认为，近视的产生与全身脏腑器官功能失调及过度用眼有很大关系。所以在采取刮痧疗法时，应重点选取具有调节脏腑功能，改善眼部压力的特效穴位，以科学的手法进行刮拭。

刮痧疗疾手法

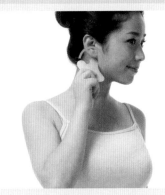

①用按揉法按揉风池穴、翳明穴。

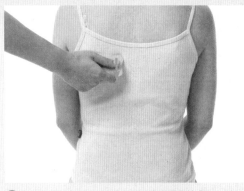

②用面刮法由上而下刮拭背部的肝俞穴至肾俞穴。

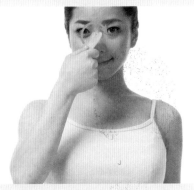

③用按揉法按揉睛明穴。

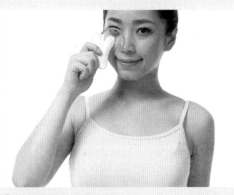

④用按揉法按揉承泣穴。

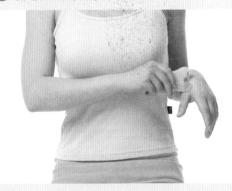

⑤用点按法按揉合谷穴。

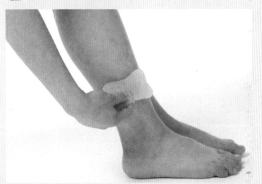

⑥用面刮法分别刮拭足三里穴、三阴交穴、光明穴。

【疾病辅疗小秘方】

菊花枸杞决明茶：取菊花、枸杞子、决明子各适量，用沸水冲泡，代茶饮。

功效：菊花、枸杞子和决明子都具有清热明目的作用，坚持饮用此方，可起到舒缓眼睛疲劳、预防及改善近视的作用。

远视

【疾病常识面面观】

远视与近视一样是眼科中的常见病症，给人们的正常生活带来了诸多不便。中医认为，该病的成因由两方面组成，一是先天禀赋，二是后天形成。前者是由遗传所致，后者主要由阴精亏损、肝胆湿热所致。所以，在采用刮痧疗法时，必须从清泻肝胆入手，选取恰当的特效穴位进行刮拭。

刮痧取穴

百会穴：位于头部当前发际正中直上 5 寸处，或取两耳尖连线的中点，即为此穴。

头维穴：位于额角发际上 0.5 寸，头正中线旁，距神庭穴 4.5 寸处。

睛明穴：位于面部，目内眦角稍上方凹陷处。

承泣穴：位于面部瞳孔直下，当眼球与眶下缘之间。

四白穴：双目直视前方，该穴位于瞳孔直下，当颧骨上方凹陷中。

足三里穴：位于小腿前外侧，当犊鼻下 3 寸，距胫骨前缘一横指（中指）处。

三阴交穴：位于内踝尖直上 3 寸，胫骨后缘处。

照海穴：位于内踝尖正下方凹陷处。

太冲穴：位于足背侧，当第 1 跖骨间隙的后方凹陷处。

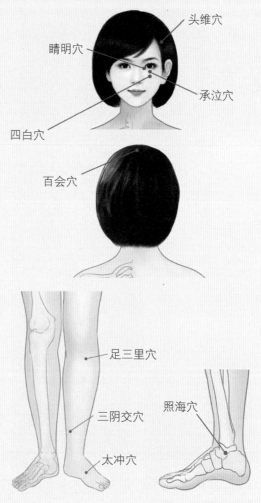

头维穴
睛明穴
承泣穴
四白穴
百会穴
足三里穴
照海穴
三阴交穴
太冲穴

刮痧疗疾手法

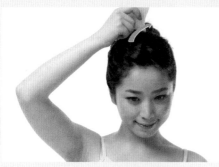

①用单角刮法刮拭头顶处的百会穴。

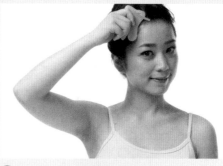

②用面刮法刮拭头维穴。

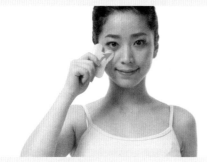

③用点按法刺激睛明穴及承泣穴。

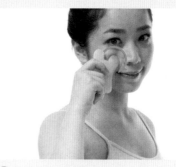

④用按揉法刺激四白穴。

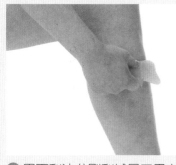

⑤用面刮法分别刮拭足三里穴及三阴交穴。

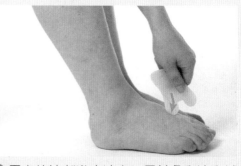

⑥用点按法刺激太冲穴，用单角刮法刮拭照海穴。

【疾病辅疗小秘方】

小偏方改善儿童远视

方一：取熟花生仁粉2大勺，鸡蛋1个，牛奶1杯，蜂蜜2小勺。将鸡蛋去皮搅打均匀，倒入煮沸的牛奶中，加入花生仁粉，搅拌均匀，稍凉后用蜂蜜调味即可。

功效：花生仁富含锌，鸡蛋与牛奶富含维生素A，此方对远视有缓解作用。

方二：取猪肝200克，枸杞子100克，将二者分别洗净后，猪肝切成小块，与枸杞子一起放炖盅里，加水炖熟，食用前用调料调味即可。

功效：猪肝能治肝脏虚弱，缓解远视无力，食用此方可以改善儿童视力。

目赤肿痛

超简单自查法

◎流眼泪、畏光。

◎眼睛分泌物增多。

◎风热型目赤肿痛还会伴有头痛、发热、脉浮数。

◎肝胆火盛型目赤肿痛会伴有口苦、烦热、便秘、脉弦滑。

【疾病常识面面观】

目赤肿痛是多种眼部疾患的一个急性症状，又被称之为"风热眼""暴风客热""天行赤眼"等。西医认为，该病由细菌、病毒感染，或过敏引起。从中医角度讲，治疗该病应以清肺热、清热祛风、清肝明目为主。所以，在选择刮痧穴位时，应考虑到这几方面的需求。

刮痧取穴

风池穴：位于颈部枕骨之下，与风府穴相平，胸锁乳突肌与斜方肌上端之间的凹陷处。

肺俞穴：位于第 3 胸椎棘突旁开 1.5 寸处。

肝俞穴：位于背部第 9 胸椎棘突下，旁开 1.5 寸处。

胆俞穴：位于背部第 10 胸椎棘突下，旁开 1.5 寸处。

合谷穴：位于手背第 1、2 掌骨之间，约平第 2 掌骨中点处。

三间穴：微握拳，在手示指第 2 掌指关节后，桡侧凹陷处。

二间穴：位于示指第 2 指关节前，桡侧凹陷处。

眉冲穴：位于人体头部攒竹穴直上入发际 0.5 寸，神庭穴与曲差穴连线之间。

攒竹穴：位于面部眉毛内侧边缘凹陷处。

太阳穴：位于前额两侧，外眼角延长线的上方。

少商穴：位于拇指桡侧指甲角旁 0.1 寸处。

光明穴：在小腿外侧，外踝尖上 5 寸，腓骨前缘处。

阳辅穴：在小腿外侧，当外踝尖上 4 寸，腓骨前缘稍前方处。

侠溪穴：位于人体的足背部，第 4、5 趾间，趾蹼缘后方赤白肉际处。

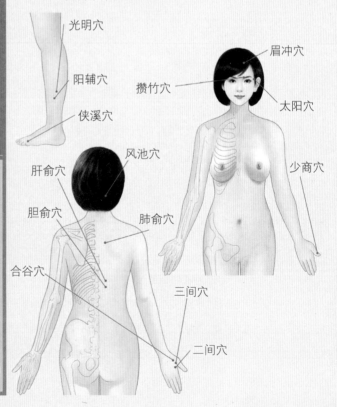

光明穴　阳辅穴　侠溪穴　眉冲穴　攒竹穴　太阳穴　风池穴　肝俞穴　胆俞穴　肺俞穴　合谷穴　少商穴　三间穴　二间穴

刮痧疗疾手法

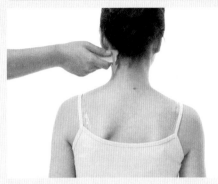

① 用面刮法刮拭两侧的风池穴；用单角刮法由上而下刮拭肺俞穴、肝俞穴至胆俞穴。

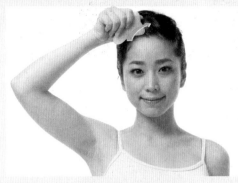

② 用面刮法刮拭头部的眉冲穴。

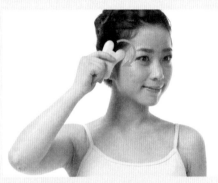

③ 用按揉法分别按揉攒竹穴、太阳穴。

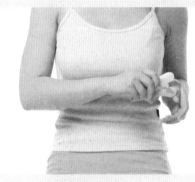

④ 用点按法刺激少商穴。

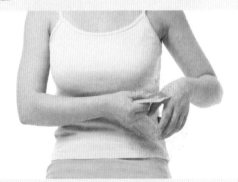

⑤ 用点按法刺激二间穴、三间穴至合谷穴。

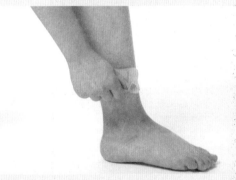

⑥ 用面刮法刮拭光明穴至阳辅穴，再用点按法刺激侠溪穴。

【疾病辅疗小秘方】

目赤肿痛的生活调养术：第一，如有眼睛疾患如睫毛倒长、眼部外伤要及早治疗，以免疾病进一步发展而出现目赤肿痛；第二，异物进入眼睛时，切勿随意用手或不洁之物揉或擦拭，以免发生眼部感染而诱发目赤肿痛；第三，调整情绪，避免过于激动、暴躁；第四，忌食辛辣刺激性的食物；第五，发病期间要多闭目养神，令眼睛得以充分放松。

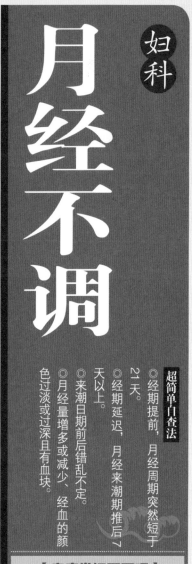

妇科

月经不调

超简单自查法

◎经期提前，月经周期突然短于21天。

◎经期延迟，月经来潮期推后7天以上。

◎来潮日期前后错乱不定。

◎月经量增多或减少，经血的颜色过淡或过深且有血块。

【疾病常识面面观】

月经不调是妇科疾病中一种非常普遍的病症，许多女性深受所累。无论是月经周期异常，还是经量出现异常都可归于月经不调之中。引发月经不调的原因有很多，内外环境都可能是疾病的诱因。中医在治疗月经不调时，可采取选穴刮痧法，只要能准确操作，1个月后会有明显的改善。

刮痧取穴

肝俞穴：位于背部，当第9胸椎棘突下，旁开1.5寸处。

脾俞穴：位于第11胸椎棘突下，旁开1.5寸处。

肾俞穴：位于第2腰椎棘突旁开1.5寸处。

气海穴：位于人体前正中线，脐下1寸半处。

关元穴：位于脐下3寸处。

归来穴：位于下腹部，当脐中下4寸，距前正中线2寸处。

血海穴：位于大腿内侧，髌底内侧端上2寸，当股四头肌内侧头的隆起处。

中都穴：位于内踝上7寸，胫骨内侧面的中点或胫骨后缘处。

三阴交穴：位于内踝尖直上3寸，胫骨后缘处。

交信穴：位于小腿内侧，太溪直上2寸，复溜前0.5寸，胫骨内侧缘的后方。

太冲穴：位于足背侧，当第1跖骨间隙的后方凹陷处。

太溪穴：位于足内侧，在脚的内踝与跟腱之间的凹陷处。

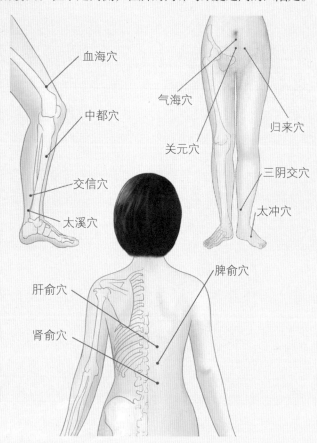

血海穴　气海穴　归来穴　中都穴　关元穴　三阴交穴　交信穴　太冲穴　太溪穴　脾俞穴　肝俞穴　肾俞穴

刮痧疗疾手法

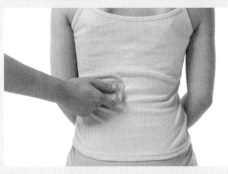

❶ 用面刮法由上而下刮拭背部的肝俞穴、脾俞穴至肾俞穴。

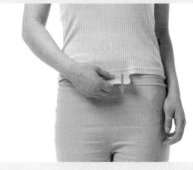

❷ 用面刮法由上而下刮拭气海穴至关元穴。

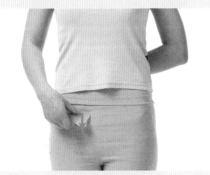

❸ 用面刮法刮拭归来穴。

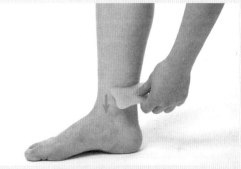

❹ 用面刮法由上而下刮拭血海穴、中都穴、三阴交穴、交信穴。

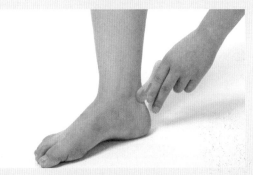

❺ 用点按法刺激足部的太溪穴。

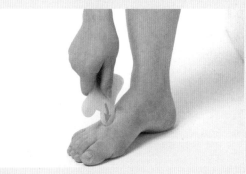

❻ 用点按法刺激太冲穴。

【疾病辅疗小秘方】

月经不调的运动疗法

（1）慢跑：慢跑是一种健康的有氧运动，运动过程中可以改善人体的呼吸系统，调理人体内部的气血循环，对改善月经不调有着非常好的帮助。

（2）跳交谊舞：交谊舞也是一种很好的有氧运动，不仅可以改善呼吸系统，还能愉悦身心改善气血功能不足，进而改善月经不调问题。

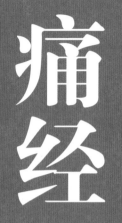

痛经

肝俞穴：位于背部，当第9胸椎棘突下，旁开1.5寸处。

肾俞穴：位于第2腰椎棘突旁开1.5寸处。

次髎穴：位于髂后上棘下与后正中线之间，正对着第2骶后孔处。

中髎穴：位于骶部，次髎下内方，正对第4骶后孔处。

神阙穴：位于脐窝正中处。

气海穴：位于人体前正中线，脐下1寸半处。

关元穴：位于脐下3寸处。

中极穴：位于人体前正中线，脐下4寸处。

阳陵泉穴：位于小腿外侧，当腓骨小头前下方凹陷处。

足三里穴：位于小腿前外侧，当犊鼻下3寸，距胫骨前缘一横指（中指）处。

悬钟穴：位于小腿外侧，在外踝尖上3寸，腓骨前缘处。

三阴交穴：位于内踝尖直上3寸，胫骨后缘处。

超简单自查法

◎月经来潮前或来潮时，下腹部出现疼痛症状，疼痛形式为胀痛、冷痛、灼痛、刺痛、隐痛、坠痛、绞痛、痉挛性疼痛、撕裂性疼痛。

◎痛感能蔓延至腰骶部及大腿、足部，历时长短不定。

◎部分人会伴有全身症状，如乳房胀痛、胸闷烦躁、悲伤易怒、失眠、头痛、恶心呕吐、倦怠乏力、面色苍白、四肢冰凉、冷汗淋漓等症。

【疾病常识面面观】

痛经是指女性在月经来潮前后出现腹痛，且疼痛难忍的情况，称之为痛经。月经来潮期间腹部出现轻微胀痛属于正常现象，不属于痛经范畴。中医将痛经归纳为寒凝、血瘀、气血虚三方面原因。在刮痧治疗时，可着重选择腰腹部穴位，对改善痛经有很大的帮助。

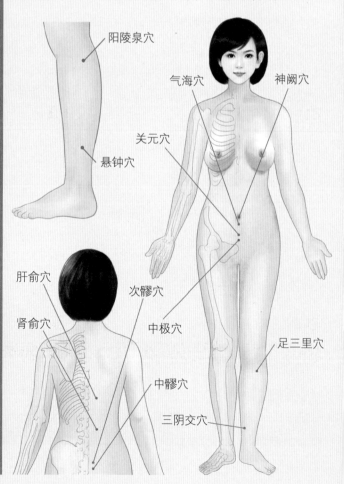

阳陵泉穴
气海穴
神阙穴
悬钟穴
关元穴
肝俞穴
次髎穴
肾俞穴
中极穴
足三里穴
中髎穴
三阴交穴

刮痧疗疾手法

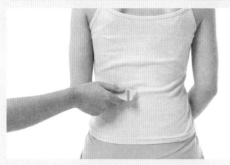

❶ 用面刮法从上向下刮拭肝俞穴至肾俞穴。

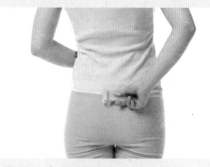

❷ 用面刮法由上而下刮拭次髎穴至中髎穴，注意操作力度，不可过大。

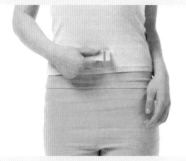

❸ 用面刮法从上到下刮拭神阙穴、气海穴、关元穴至中极穴，刮拭力度不可过大。

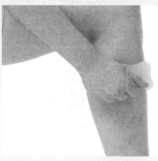

❹ 用面刮法刮拭阳陵泉穴至悬钟穴，由上而下进行。

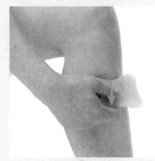

❺ 用面刮法刮拭足三里穴。

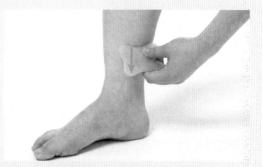

❻ 用面刮法刮拭三阴交穴。

【疾病辅疗小秘方】

小偏方改善痛经

方一：取益母草 100 克，加水熬成膏，于行经前 3 天开始服用，每次 1 小勺，每天 2 次。早晚空腹食用。

功效：益母草能活血化瘀，调经消水，服用本方能起到改善痛经的作用。

方二：取丹参 50 克，浸泡在 500 毫升的烧酒中，月经来潮前饮用。

功效：丹参可以活血通经、排脓生肌，因此本方具有缓解痛经的功效。

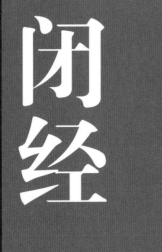

闭经

超简单自查法

◎女性到了行经年龄而未见月经。

◎月经周期建立后又突然停止，怀孕因素除外。

刮痧取穴

膈俞穴：位于人体背部，第7胸椎棘突下，左右旁开1.5寸处。

肝俞穴：位于背部，当第9胸椎棘突下，旁开1.5寸处。

脾俞穴：位于第11胸椎棘突下，旁开1.5寸处。

肾俞穴：位于第2腰椎棘突旁开1.5寸处。

次髎穴：位于髂后上棘下与后正中线之间，正对着第2骶后孔处。

气海穴：位于人体前正中线，脐下1寸半处。

中极穴：位于人体前正中线，脐下4寸处。

血海穴：位于大腿内侧，髌底内侧端上2寸，当股四头肌内侧头的隆起处。

地机穴：位于小腿内侧，内踝尖与阴陵泉穴的连线上，阴陵泉穴下3寸处。

足三里穴：位于小腿前外侧，当犊鼻下3寸，距胫骨前缘一横指（中指）处。

三阴交穴：位于内踝尖直上3寸，胫骨后缘处。

丰隆穴：位于人体的小腿前外侧，当外踝尖上8寸，条口穴外，距胫骨前缘二横指（中指）处。

太冲穴：位于足背侧，当第1跖骨间隙的后方凹陷处。

【疾病常识面面观】

闭经是妇科疾病中的一个常见病症，可分为原发性和继发性两种，前者是指女性年过18岁仍未见行经的情况，后者指在月经初潮后及正常绝经前任何时间里发生的停经（妊娠或哺乳期除外），且停经时间长达6个月之久。引发闭经的原因很多，如内分泌失调、精神因素等。中医认为，闭经的出现与阴血不足或脉络不通有很大关系，而刮痧则能有针对性地进行调理，只要方法得当定会起到非常好的效果。

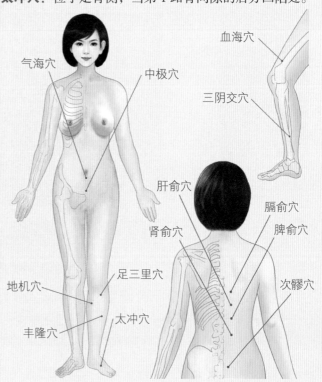

刮痧疗疾手法

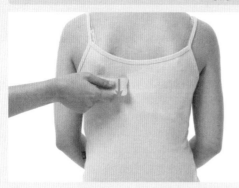

① 用面刮法刮拭背部的膈俞穴、肝俞穴、脾俞穴、肾俞穴至次髎穴段，方向是由上向下进行。

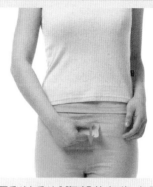

② 用面刮法刮拭腹部的气海穴至中极穴，由上而下进行。

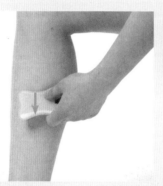

③ 用面刮法刮拭血海穴、地机穴至三阴交穴，由上而下进行刮拭。

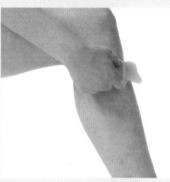

④ 用面刮法刮拭足三里穴。

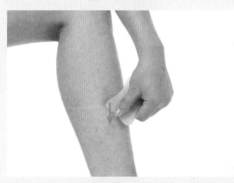

⑤ 用面刮法刮拭丰隆穴。

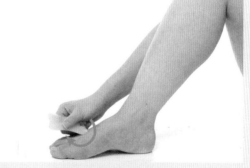

⑥ 用平面按揉法按揉太冲穴。

【疾病辅疗小秘方】

姜丝炒墨鱼：取生姜50克，去骨墨鱼250克，生姜切丝。墨鱼洗净切片，按照普通的烹炒方式炒熟、调味即可。

功效：此方具有补血通经的功效。对血虚闭经者有辅助治疗作用。

慢性盆腔炎

超简单自查法

◎ 下腹部隐痛下坠。

◎ 月经紊乱、不孕。

◎ 白带增多。

◎ 腰腹疼痛、性交疼痛。

【疾病常识面面观】

所谓的慢性盆腔炎是指女性内生殖器及其周围结缔组织、盆腔腹膜出现炎性反应。该病病情顽固不易根治。中医认为，该病属于下焦湿热所致，刮痧时选取相应的特效穴位，可达到清热利湿、调理气血、活血化瘀的作用，对改善病情有很大帮助。

刮痧取穴

心俞穴：在背部，第5胸椎棘突下，左右旁开1.5寸。

脾俞穴：位于第11胸椎棘突下，旁开1.5寸处。

胃俞穴：位于背部，第12胸椎棘突下，旁开1.5寸。

肾俞穴：位于第2腰椎棘突旁开1.5寸处。

次髎穴：位于髂后上棘下与后正中线之间，正对着第2骶后孔处。

神阙穴：位于脐窝正中处。

气海穴：位于人体前正中线，脐下1寸半处。

中极穴：位于人体前正中线，脐下4寸处。

血海穴：位于大腿内侧，髌底内侧端上2寸，当股四头肌内侧头的隆起处。

阴陵泉穴：位于小腿内侧，膝下胫骨凹陷处。

足三里穴：位于小腿前外侧，当犊鼻下3寸，距胫骨前缘一横指（中指）处。

丰隆穴：位于人体的小腿前外侧，当外踝尖上8寸，条口穴外，距胫骨前缘二横指（中指）处。

三阴交穴：位于内踝尖直上3寸，胫骨后缘处。

内关穴：位于前臂前区，腕掌侧远端横纹上2寸，掌长肌腱桡侧腕屈肌腱之间。

刮痧疗疾手法

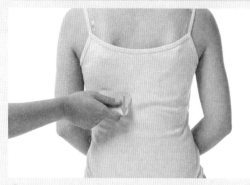

❶用面刮法从上到下刮拭心俞穴、脾俞穴、胃俞穴至肾俞穴。

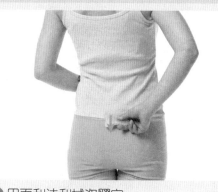

❷用面刮法刮拭次髎穴。

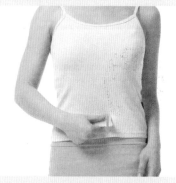

❸用面刮法由上而下刮拭腹部的神阙穴、气海穴至中极穴。

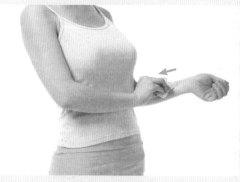

❹用单脚刮法刮试上肢部位的内关穴。

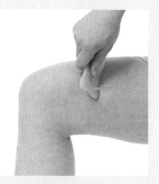

❺用面刮法刮拭上肢部位的血海穴，再用面刮法刮拭阴陵泉至三阴交穴段。

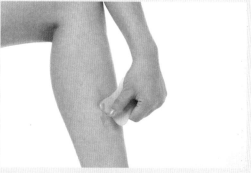

❻用面刮法刮拭足三里穴至丰隆穴，由上而下进行刮拭。

【疾病辅疗小秘方】

慢性盆腔炎的预防策略：第一，合理安排饮食，多吃新鲜蔬菜及水果，增加维生素的摄入量，提高机体免疫力。第二，选择合理的避孕措施，减少人流次数，以免手术过程中感染病菌。第三，注意经期及产褥期的卫生护理，尽量避免盥洗阴道，注意产后卫生。

外阴瘙痒症

中极穴：位于人体前正中线，脐下 4 寸处。

阴廉穴：位于大腿内侧，大腿根部，耻骨结节的下方，长收肌的外缘。

三阴交穴：位于内踝尖直上 3 寸，胫骨后缘处。

太冲穴：位于足背侧，当第 1 跖骨间隙的后方凹陷处。

血海穴：位于大腿内侧，髌底内侧端上 2 寸，当股四头肌内侧头的隆起处。

曲泉穴：屈膝，位于膝内侧横纹上方凹陷中。

超简单自查法

◎ 小阴唇内、外或大阴唇瘙痒难忍，严重者整个外阴都会产生瘙痒症状。

◎ 瘙痒处的皮肤有灼热感、疼痛感，痛痒交加，坐卧不安。

◎ 活动、排尿或性交过后，不适感加重。

【疾病常识面面观】

外阴瘙痒是外阴处由各种不同原因引起的一种症状，一般多见于中年女性。当瘙痒感发作时，往往会影响到正常生活。中医认为，刮痧治疗外阴瘙痒症应从清热利湿入手，选取特效穴位，进行科学刮拭，7次后外阴瘙痒感会得到缓解。

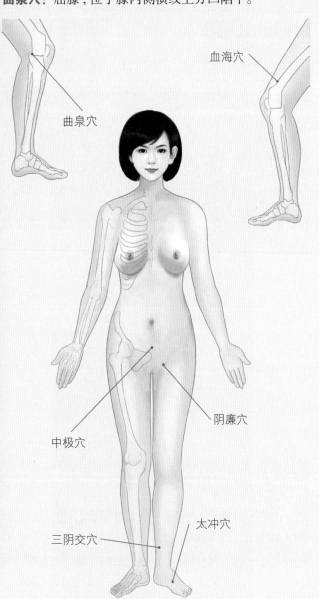

血海穴

曲泉穴

阴廉穴

中极穴

太冲穴

三阴交穴

刮痧疗疾手法

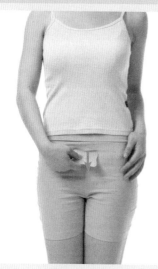
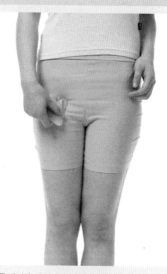

❶用面刮法刮拭中极穴，由上而下进行刮拭。

❷用单角刮法刮拭两侧的阴廉穴。

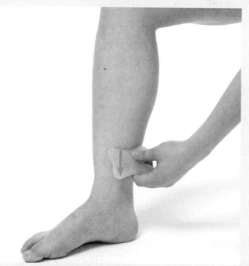
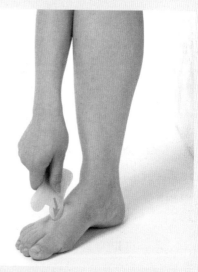

❸用面刮法刮拭三阴交穴。

❹用面刮法刮试血海穴、曲泉穴，再用点按法按太冲穴。

【疾病辅疗小秘方】

外阴瘙痒的生活调养术：第一，注意经期卫生，保持外阴清洁干燥，切忌搔抓。不要用热水及肥皂清洗。第二，多吃蛋白质、维生素含量高的食物，如蛋类、奶类、新鲜蔬果等；禁吃辛辣刺激性食品，如辣椒等。第三，放松心情，避免令精神长时间处于高度紧张状态，要学会自我调节不良情绪，控制情绪变化。第四，注意服装的选择，最好不穿紧身衣裤，选择宽松舒适的棉质衣裤最佳。此类衣服的透气性好，不会加重病情。

白带异常

下髎穴：位于骶部，中髎下内方，正对第 4 骶后孔处。

气海穴：位于人体前正中线，脐下 1 寸半处。

关元穴：位于脐下 3 寸处。

大巨穴：位于人体下腹部，从肚脐到耻骨上方画一线，将此线四等分，从肚脐向下数 3/4 左右旁开三指宽处。

中极穴：位于人体前正中线，脐下 4 寸处。

阴陵泉穴：位于小腿内侧，膝下胫骨凹陷处。

足三里穴：位于小腿前外侧，当犊鼻下 3 寸，距胫骨前缘一横指（中指）处。

地机穴：位于小腿内侧，内踝尖与阴陵泉穴的连线上，阴陵泉穴下 3 寸处。

三阴交穴：位于内踝尖直上 3 寸，胫骨后缘处。

超简单自查法

○白带量多，常弄湿内裤。

○白带呈淡黄色或带有血色。

○白带质地黏稠或清稀如水。

○白带气味腥臭。

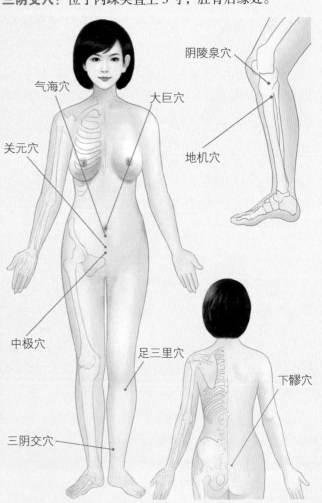

阴陵泉穴

气海穴

大巨穴

关元穴

地机穴

中极穴

足三里穴

三阴交穴

下髎穴

【疾病常识面面观】

正常的白带应该是白色、无任何气味，一旦出现上述的现象，即提示有白带异常的问题。这是一种困扰许多女性的常见妇科疾病，其发病原因很多，如不良的卫生习惯、饮食习惯、细菌和真菌感染等。中医在辨证论治白带异常时表示，实热者的白带颜色较深、质地黏稠而有臭味；虚寒者白带颜色淡、质地稀有腥气。刮痧则可针对这两种情况进行治疗，治疗 7 次以后白带异常症状会得到缓解。

刮痧疗疾手法

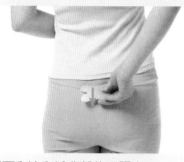

❶用面刮法刮拭背部的下髎穴。

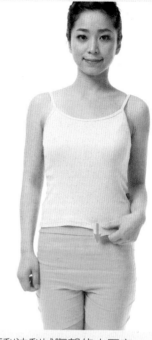

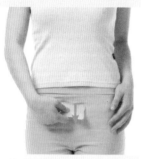

❷用面刮法从上到下刮拭人体腹部的气海穴、关元穴至中极穴。

❸用面刮法刮拭腹部的大巨穴。

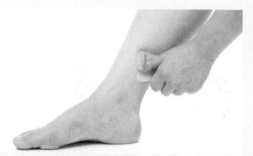

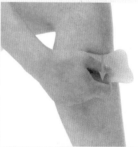

❹用面刮法刮拭阴陵泉穴、地机穴至三阴交穴，由上而下进行刮拭。

❺用面刮法刮拭足三里穴。

【疾病辅疗小秘方】

预防白带异常生活调养术：第一，避免频繁用药字号洗液、消毒护垫等，这类产品容易破坏阴道内的弱酸环境，降低阴道的自洁功能，pH4弱酸配方的女性护理液更适合日常的清洁保养。第二，出差或外出旅游时，不要使用宾馆内的浴缸，穿自带长睡衣，使用马桶时务必放置一次性马桶垫，以免细菌进入阴道造成白带异常。第三，尽可能少用洗衣机清洗内衣裤，因为洗衣机滚筒处是暗藏真菌的最佳场所，用它清洗内衣裤时极易感染真菌。第四，在饮食上也要多加注意，平时尽量不要食用辛辣的食物，饮酒要适量，不要食用过敏食物，以防止过敏引起外阴瘙痒加重。

子宫肌瘤

超简单自查法

◎子宫出血，腹部有包块。

◎月经量多或淋漓不尽。

◎轻微的下腹坠胀、腰酸背痛等，经期时加重。

◎临近器官有压迫感，如肌瘤压迫膀胱会产生尿频、尿急等症状。

【疾病常识面面观】

子宫肌瘤是女性生殖器官最常见的良性肿瘤，好发于 30 ~ 50 岁妇女，20 岁以下少见。肌瘤生长的部位、大小、生长速度有着非常大的个体差异，可诱发盆腔炎、白带异常甚至不孕。中医在采取刮痧治疗该病时，主要以疏经活络、活血化瘀为主，来缓解子宫肌瘤造成的不适症状。

刮痧取穴

肾俞穴：位于第 2 腰椎棘突旁开 1.5 寸处。

次髎穴：位于髂后上棘下与后正中线之间，正对着第 2 骶后孔处。

下髎穴：位于骶部，中髎下内方，正对第 4 骶后孔处。

白环俞穴：位于骶部，当骶正中嵴旁开 1.5 寸，平第四骶后孔处。

气海穴：位于人体前正中线，脐下 1 寸半处。

气　穴：位于肚脐下 3 寸，前正中线旁开 0.5 寸处。

中极穴：位于人体前正中线，脐下 4 寸处。

大赫穴：位于下腹部，从肚脐到耻骨上方画一线，将此线分成五等分，从肚脐端向下五分之四左右一指宽处即为此穴。

归来穴：位于脐中下 4 寸，距前正中线 2 寸处。

血海穴：位于大腿内侧，髌底内侧端上 2 寸，当股四头肌内侧头的隆起处。

三阴交穴：位于内踝尖直上 3 寸，胫骨后缘处。

足三里穴：位于小腿前外侧，当犊鼻下 3 寸，距胫骨前缘一横指（中指）处。

复溜穴：在小腿内侧，太溪直上 2 寸，跟腱的前方，足内踝尖与跟腱后缘之间中点向上 1.5 寸处。

行间穴：位于足背侧，当第 1、2 趾间，趾蹼缘的后方赤白肉际处。

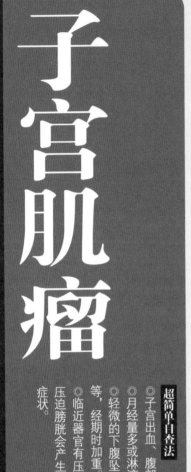

气海穴　气穴　肾俞穴　下髎穴　次髎穴　白环俞穴　归来穴　血海穴　中极穴　大赫穴　三阴交穴　复溜穴　足三里穴　行间穴

刮痧疗疾手法

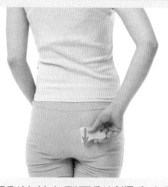

❶ 用面刮法从上到下刮拭肾俞穴至白环俞穴。

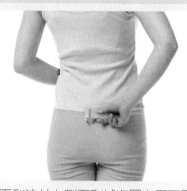

❷ 用面刮法从上到下刮拭次髎穴至下髎穴。

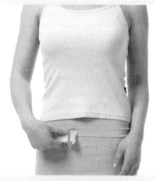

❸ 用面刮法从上向下刮拭腹部的气海穴至中极穴，气穴至大赫穴。

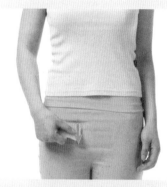

❹ 用面刮法刮拭腹部双侧的归来穴。

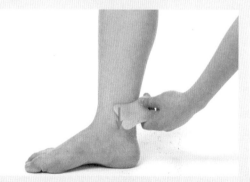

❺ 用面刮法刮拭下肢内侧的血海穴至三阴交穴，双侧的复溜穴。

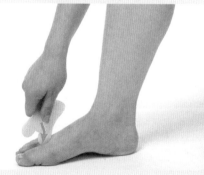

❻ 用点按法刺激足背部的行间穴。

【疾病辅疗小秘方】

子宫肌瘤患者的饮食宜忌：第一，多吃清淡类食物，如鸡蛋、鲫鱼、白菜、芦笋、芹菜、菠菜、黄瓜、冬瓜等。第二，忌吃辛辣刺激性食物，如辣椒、花椒、生葱、大蒜、白酒等。第三，忌吃热性及发物，如羊肉、蟹、虾、黑鱼等。

乳腺增生

肩井穴： 位于肩胛区，第7颈椎棘突与肩峰最外侧点连线的中点处。

膏肓穴： 位于人体的背部，第四胸椎棘突下，左右开3寸，肩胛骨内侧处。

天宗穴： 位于肩胛骨冈下窝中央凹陷处。肩胛冈下缘与肩胛下角之间的上1/3折点处即为此穴。

膈俞穴： 位于人体背部，第7胸椎棘突下，左右旁开1.5寸处。

肝俞穴： 位于背部，当第9胸椎棘突下，旁开1.5寸处。

胆俞穴： 位于背部，当第10胸椎棘突下，旁开1.5寸处。

屋翳穴： 位于乳中线上，第2肋间隙，距前正中线4寸处。

膻中穴： 位于前正中线上，两乳头连线的中点处。

期门穴： 位于胸部，当乳头直下，第6肋间隙，前正中线旁开4寸处。

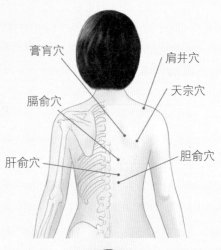

膏肓穴　肩井穴　膈俞穴　天宗穴　肝俞穴　胆俞穴

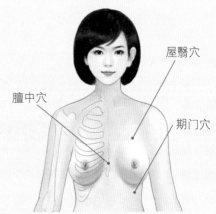

屋翳穴　膻中穴　期门穴

超简单自查法

◎一侧或双侧乳房出现胀痛或刺痛，痛感在月经前后加重。

◎乳房内出现大小、形状不一的肿块，触之有痛感。

◎乳头出现黄色或乳白色液体。

【疾病常识面面观】

乳腺增生是乳腺组织导管和乳腺小叶在结构上的退行性病变及结缔组织的生长所致，是外科疾病中常见的一种病症，其发病率占乳腺疾病的首位。临床研究证明，该病主要由内分泌失调引起。中医以刮痧治疗该病时，主要以疏通经络，改善局部乳腺组织功能为主。

刮痧疗疾手法

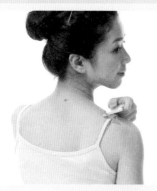

❶用面刮法从上到下刮拭肩井穴。

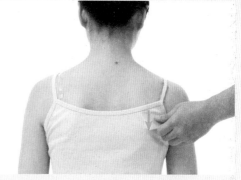

❷用面刮法自上而下刮拭天宗穴。

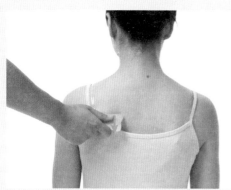

❸用面刮法从上到下刮拭膏肓穴。

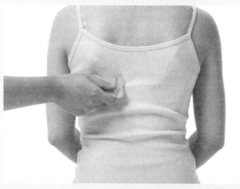

❹用面刮法从上到下刮拭膈俞穴、肝俞穴至胆俞穴。

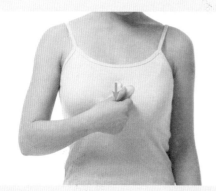

❺用单角刮法刮拭膻中穴。

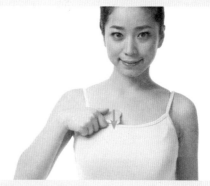

❻用面刮法由上向下分别刮拭屋翳穴及期门穴。

【疾病辅疗小秘方】

乳腺增生患者的生活警示：第一，调节情绪，正确认识该病，避免因过度担心而加重心理负担，这对疾病的康复无益。第二，避免滥用避孕药物及激素类药物。第三，避免多次人流，产妇应多采取母乳喂养，能预防乳腺增生。第四，多运动，提高机体免疫力。

急性乳腺炎

刮痧取穴

肩井穴：位于肩胛区，第7颈椎棘突与肩峰最外侧点连线的中点处。

天宗穴：位于肩胛骨冈下窝中央凹陷处。肩胛冈下缘与肩胛下角之间的上1/3折点处即为此穴。

肝俞穴：位于背部第9胸椎棘突下，旁开1.5寸处。

胆俞穴：位于背部第10胸椎棘突下，旁开1.5寸处。

胃俞穴：位于背部第12胸椎棘突下，旁开1.5寸处。

屋翳穴：位于乳中线上，第2肋间隙，距前正中线4寸处。

膻中穴：位于前正中线上，两乳头连线的中点处。

乳根穴：位于人体的胸部，乳房根部，乳头直下，第5肋间隙，距前正中线4寸处。

期门穴：在胸部第6肋间隙，前正中线旁开4寸处。

不容穴：在上腹部肚脐中上6寸，距前正中线2寸。

内关穴：位于前臂前区，腕掌侧远端横纹上2寸，掌长肌腱与桡侧腕屈肌腱之间。

少泽穴：位于小指尺侧指甲角旁0.1寸处。

冲阳穴：位于足背部的最高处，当拇长伸肌腱和趾长伸肌腱之间，足背动脉搏动处。

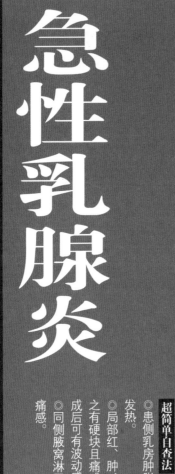

超简单自查法

◎患侧乳房肿胀、疼痛、畏寒发热。

◎局部红、肿、热痛，用手触之有硬块且痛感明显，脓肿形成后可有波动感。

◎同侧腋窝淋巴结肿大，有压痛感。

【疾病常识面面观】

多数急性乳腺炎是由金黄色葡萄球菌引起的急性化脓性感染。好发于产后1～2个月的哺乳期妇女，尤其是初产妇。病菌通过破损的乳头侵入体内，引发感染。中医刮痧具有疏通经络、祛瘀排毒的作用，对改善乳腺炎症状有非常好的效果。

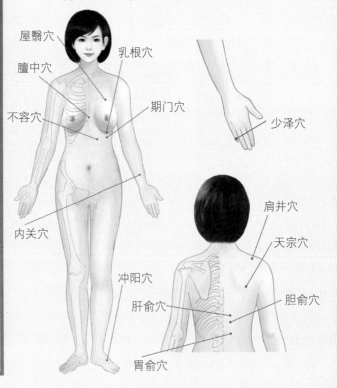

屋翳穴　乳根穴　膻中穴　不容穴　期门穴　少泽穴　内关穴　肩井穴　天宗穴　冲阳穴　肝俞穴　胆俞穴　胃俞穴

刮痧疗疾手法

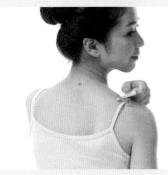

❶用面刮法由内而外刮拭肩部的肩井穴。

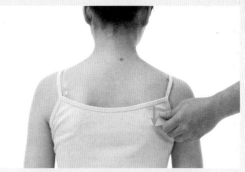

❷用面刮法由上而下分别刮拭天宗穴，再刮拭肝俞穴、胆俞穴至胃俞穴段。

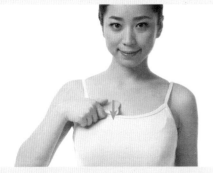

❸用面刮法由上向下分别刮拭屋翳穴、乳根穴、期门穴、不容穴。

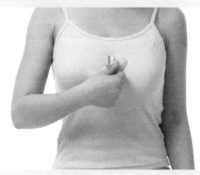

❹用单角刮法刮拭膻中穴。

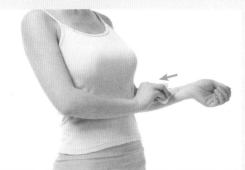

❺用面刮法刮拭上肢患侧的内关穴，再用面刮法刮拭少泽穴。

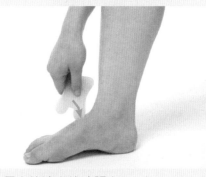

❻用点按法点按冲阳穴。

【疾病辅疗小秘方】

急性乳腺炎患者的生活调养术：第一，尽可能不要停止哺乳，以免乳汁淤积令细菌快速繁殖。可勤给孩子喂奶，促进乳汁排空，能有效减轻疼痛症状。第二，选择恰当的饮食，可根据自身体质选择适合自己的食物类型。第三，注意乳头清洁，清洗过后可顺着乳头方向轻轻按摩。

产后缺乳

超简单自查法
◎乳房胀满，疼痛。
◎伴有情绪抑郁、不思饮食。

刮痧取穴

肝俞穴：位于背部，当第 9 胸椎棘突下，旁开 1.5 寸处。

脾俞穴：位于第 11 胸椎棘突下，旁开 1.5 寸处。

膻中穴：位于前正中线上，两乳头连线的中点处。

乳根穴：位于人体的胸部，乳房根部，乳头直下，第 5 肋间隙，距前正中线 4 寸处。

气海穴：位于人体前正中线，脐下 1 寸半处。

关元穴：位于脐下 3 寸处。

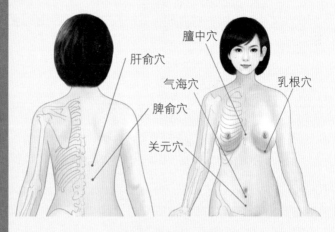

刮痧疗疾手法

❶ 用面刮法由上而下刮拭肝俞穴至脾俞穴。

❷ 用单角刮法刮拭膻中穴。

❸ 用按揉法按揉乳根穴。

❹ 用面刮法刮拭气海穴至关元穴。

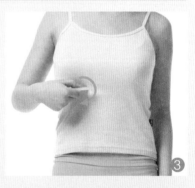

【疾病常识面面观】

产后缺乳是指产后 2 ~ 10 天内乳汁分泌过少甚至无乳。众所周知，母乳喂养是最理想的喂养方式，母乳中含有人体所需的营养成分，且容易被婴儿消化吸收。但是，许多新妈妈被产后缺乳困扰着。中医治疗该问题有着非常好的方法，其中刮痧便是其中之一。

【疾病辅疗小秘方】

菠萝鸡块：童子鸡 1 只洗净，切块，汆水，用生抽、胡椒粉腌 15 分钟；将 300 克菠萝切成小块备用；烧红锅，下适量油，爆香葱，放入鸡块爆透，放入 15 克料酒，加入少量清水，加盖烧 5 分钟；然后加入菠萝，炒几下加适量盐、味精，用生粉勾芡即可上盘。

功效：促进乳汁分泌。

女性不孕症

超简单自查法

◎育龄女性夫妻同房2年以上且未采取任何避孕措施而不孕。

◎育龄女性曾经怀孕一次或多次，但在未采取避孕措施的情况下距下次怀孕2年以上未孕者。

刮痧取穴

肝俞穴：位于背部，当第9胸椎棘突下，旁开1.5寸处。

脾俞穴：位于第11胸椎棘突下，旁开1.5寸处。

肾俞穴：位于第2腰椎棘突旁开1.5寸处。

乳根穴：位于人体的胸部，乳房根部，乳头直下，第5肋间隙，距前正中线4寸处。

膻中穴：位于前正中线上，两乳头连线的中点处。

期门穴：位于胸部，当乳头直下，第6肋间隙，前正中线旁开4寸处。

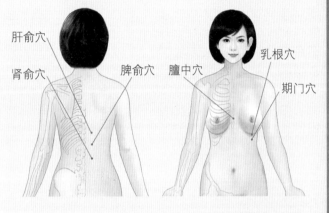

肝俞穴　肾俞穴　脾俞穴　膻中穴　乳根穴　期门穴

刮痧疗疾手法

❶用面刮法从上到下刮拭肝俞穴、脾俞穴至肾俞穴。

❷用单角刮法刮拭膻中穴。

❸用单角刮法刮拭乳根穴。

❹用面刮法刮拭期门穴，由内而外进行。

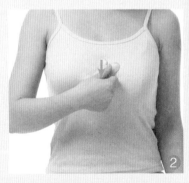

【疾病辅疗小秘方】

米酒炒海虾：取鲜海虾400克，米酒250克，菜油、食盐、葱、姜适量；把海虾洗净去壳，放入米酒，浸泡10分钟；将菜油放入热锅内烧沸，再入葱花爆锅，加入虾、食盐、姜连续翻炒至熟即成。

功效：补肾活血。适用于肾阳不足，形寒肢冷，性欲冷漠者。

【疾病常识面面观】

临床医学调查表明，不孕不育的发生，有2/3的原因在于女方。其中输卵管堵塞是造成不孕的重要原因之一。另外子宫疾患、卵巢疾患、内分泌失调、免疫疾患等也都能诱发不孕。所以，医生建议有这方面问题的女性朋友，要及早发现及早治疗。中医在刮痧治疗不孕方面，有着非常好的疗效，女性朋友们不妨一试。

前列腺炎

男科

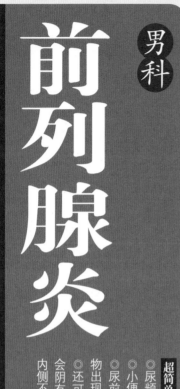

超简单自查法

◎尿频、尿急、尿痛或尿淋漓不尽。

◎小便灼热、尿道刺痒。

◎尿前后或大便用力时有白色分泌物出现。

◎还可伴有全身乏力、下肢不适、腰骶部疼痛及大腿内侧不适。

◎会阴有下坠感、

【疾病常识面面观】

前列腺炎是男科疾病中的常见病症，20～50岁的中青年易患此病。临床医学认为，该病是由多种复杂原因引起的前列腺炎症。此病的康复率很低，非常容易反复发作。从中医角度来讲，前列腺炎被归在"淋证"范畴，治疗时重在补肾固涩、利尿通淋、活血化瘀。刮痧时，可选取相应的特效穴位进行刮拭，10～20次后不适感会得到一定的缓解。

刮痧取穴

肾俞穴：位于第2腰椎棘突旁开1.5寸处。

膀胱俞穴：位于身体骶部，第二仙椎左右旁开二指宽处，与第二骶后孔齐平处。

水道穴：位于人体下腹部，肚脐中下3寸，距前正中线2寸处。

关元穴：位于脐下3寸处。

中极穴：位于人体前正中线，脐下4寸处。

归来穴：位于下腹部，当脐中下4寸，距前正中线2寸处。

阴陵泉穴：位于小腿内侧，膝下胫骨凹陷处。

三阴交穴：位于内踝尖直上3寸，胫骨后缘处。

复溜穴：位于小腿内侧，太溪直上2寸，跟腱的前方，足内踝尖与跟腱后缘之间中点向上约三横指处。

太溪穴：位于足内侧，在脚的内踝与跟腱之间的凹陷处。

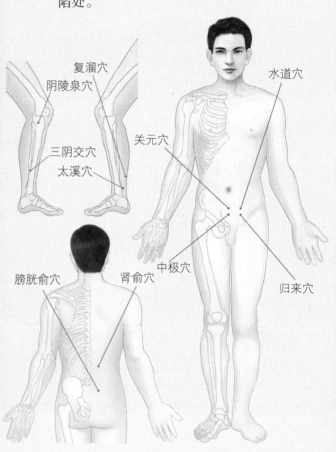

刮痧疗疾手法

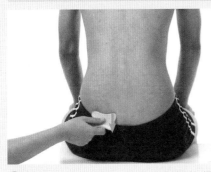

❶用面刮法由上而下刮拭背部的肾俞穴至膀胱俞穴。

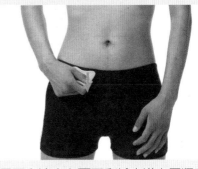

❷用面刮法由上而下刮拭水道穴至归来穴。

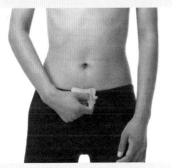

❸用面刮法由上而下刮拭关元穴到中极穴。

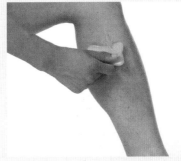

❹用面刮法从上而下刮拭小腿内侧的阴陵泉穴至三阴交穴。

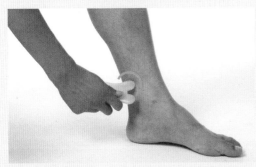

❺用平面按揉法按揉小腿内侧的复溜穴。

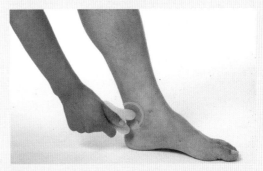

❻用平面按揉法按揉小腿内侧的太溪穴。

【疾病辅疗小秘方】

小偏方改善前列腺炎

方一：取生南瓜子 30 克，去壳食用，每日 1 次。

功效：南瓜子中含有丰富的锌元素，而前列腺中锌元素比其他的都高，因此服用此方有助于治疗前列腺疾病。

方二：取小槐花 10 克，用水煎取汁，睡前服用，每日 1 次。

功效：小槐花具有凉血散瘀的作用，此方对前列腺炎有很好的疗效。

遗精

肾俞穴：位于第 2 腰椎棘突旁开 1.5 寸处。

上髎穴：位于骶部，髂后上棘与中线之间，正对第 1 骶后孔处。

次髎穴：位于髂后上棘下与后正中线之间，正对着第 2 骶后孔处。

中髎穴：位于骶部，次髎下内方，正对第 4 骶后孔处。

下髎穴：位于骶部，中髎下内方，正对第 4 骶后孔处。

关元穴：位于脐下 3 寸处。

大赫穴：位于下腹部，从肚脐到耻骨上方画一线，将此线分成五等分，从肚脐端向下 4/5 左右一指宽处即为此穴。

足三里穴：位于小腿前外侧，当犊鼻下 3 寸，距胫骨前缘一横指（中指）处。

三阴交穴：位于内踝尖直上 3 寸，胫骨后缘处。

太溪穴：位于足内侧，在脚的内踝与跟腱之间的凹陷处。

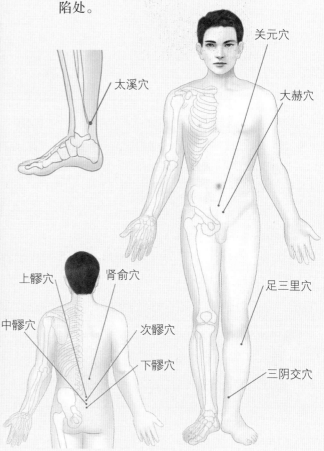

太溪穴　关元穴　大赫穴　足三里穴　三阴交穴　上髎穴　中髎穴　肾俞穴　次髎穴　下髎穴

超简单自查法

◎一夜 2～3 次或每周数次，连续不断。

◎严重者午睡或非性交状态下均有射精。

◎可伴有腰膝酸软、头晕耳鸣、情绪低落等症状。

【疾病常识面面观】

　　遗精是指在无性交活动的情况下射精，是青少年常见的正常生理现象。据资料显示，约有 80% 的未婚青年都有过遗精现象。不过，如果出现以上症状，则属于病态范畴，要及时治疗。中医刮痧在治疗遗精问题上有非常好的疗效，选取人体上的特效穴位进行刮拭，以达到补肾固精的目的，治疗 7～14 次遗精问题会有所改善。

刮痧疗疾手法

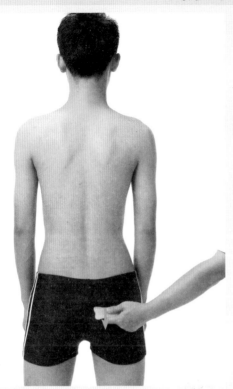

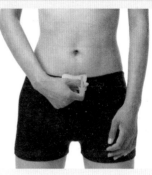

❷用面刮法从上向下刮拭腹部的关元穴及大赫穴。

❶用面刮法从上向下刮拭背部的肾俞穴、上髎穴、次髎穴、中髎穴至下髎穴穴段，力度适中。

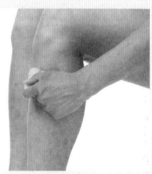

❸用面刮法刮拭下肢外侧的足三里穴。

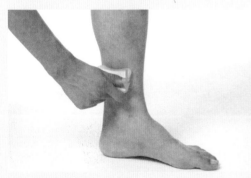

❹用面刮法刮拭小腿内侧的三阴交穴，由上而下进行刮拭。

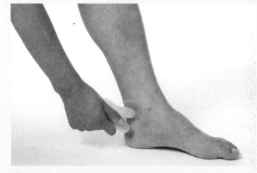

❺用按揉法按揉太溪穴。

【疾病辅疗小秘方】

遗精患者的注意事项：第一，排除私心杂念，修身养性。避免看色情书刊、杂志及影视媒体，戒除手淫。多参加一些文娱活动，丰富自己的兴趣爱好。第二，遗精后要及时处理，擦拭干净，不可置之不理。第三，遗精后注意排便。

阳痿

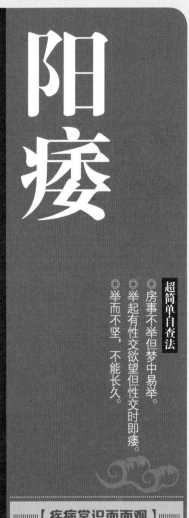

◎房事不举但梦中易举。

◎举起有性交欲望但性交时即痿。

◎举而不坚，不能长久。

【疾病常识面面观】

阳痿也可称之为勃起障碍，是指男性在产生性冲动和性交要求下，阴茎不能如愿勃起，或勃起后不能维持足够的硬度，或插入阴道后立即疲软，以至于不能顺利完成性交活动。该病的诱因很多，如先天异常、疾病、药物影响、不良的性生活习惯等。中医认为，要想改善阳痿的症状，须从补肾固精、清热除湿、养心安神入手。所以在刮痧取穴时应本着这一原则操作。一般一个疗程后（7～14次），症状会有所好转。

刮痧取穴

心俞穴：位于人体的背部，当第5胸椎棘突下，左右旁开二指宽（1.5寸）处。

肝俞穴：位于背部，当第9胸椎棘突下，旁开1.5寸处。

脾俞穴：位于第11胸椎棘突下，旁开1.5寸处。

肾俞穴：位于第2腰椎棘突旁开1.5寸处。

次髎穴：位于髂后上棘下与后正中线之间，正对着第2骶后孔处。

关元穴：位于脐下3寸处。

神阙穴：位于脐窝正中处。

大赫穴：位于下腹部，从肚脐到耻骨上方画一线，将此线分成五等份，从肚脐端向下五分之四左右一指宽处即为此穴。

三阴交穴：位于内踝尖直上3寸，胫骨后缘处。

复溜穴：位于小腿内侧，太溪直上2寸，跟腱的前方，足内踝尖与跟腱后缘之间中点向上约三横指处。

太溪穴：位于足内侧，在脚的内踝与跟腱之间的凹陷处。

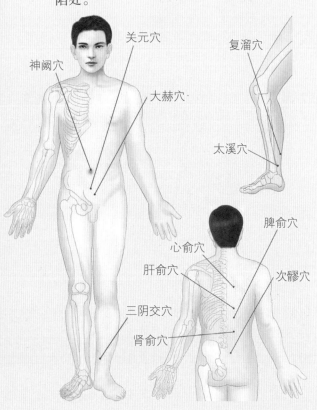

刮痧疗疾手法

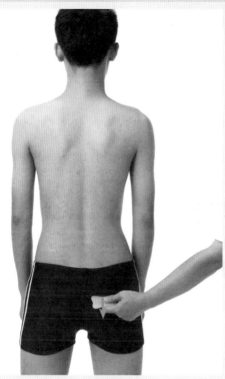

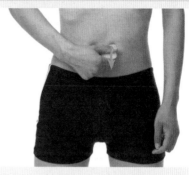

❷用面刮法由上而下刮拭腹部的神阙穴至关元穴穴段。

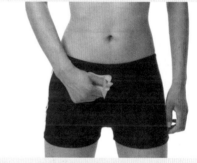

❶用面刮法刮拭背部的心俞穴、肝俞穴、脾俞穴至肾俞穴，再以面刮法由上而下刮拭次髎穴段。

❸用面刮法刮拭腹部两侧的大赫穴。

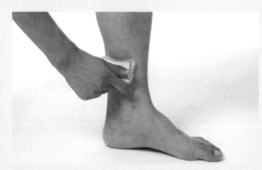

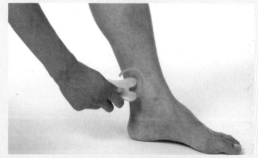

❹用面刮法刮拭大腿内侧的曲泉穴及小腿内侧的三阴交穴。

❺用按揉法按揉小腿内侧的复溜穴。

【疾病辅疗小秘方】

戒烟限酒改善阳痿：长期大量吸烟是诱发阳痿的原因之一。中医认为，烟毒多侵犯肝经及肾经，患者多面色晦暗、唇部发黑，治疗时应以养肝肾为主。许多男性朋友应酬多饮酒的频率也高，长时间大量饮酒同样会导致阳痿。所以，建议阳痿患者正确认识烟酒的危害，最好能做到戒烟限酒。

早泄

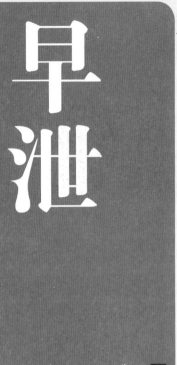

刮痧取穴

命门穴: 位于第 2 腰椎与第 3 腰椎棘突之间。

肾俞穴: 位于第 2 腰椎棘突旁开 1.5 寸处。

关元穴: 位于脐下 3 寸处。

中极穴: 位于人体前正中线,脐下 4 寸处。

足三里穴: 位于小腿前外侧,当犊鼻下 3 寸,距胫骨前缘一横指(中指)处。

三阴交穴: 位于内踝尖直上 3 寸,胫骨后缘处。

太溪穴: 位于足内侧,在脚的内踝与跟腱之间的凹陷处。

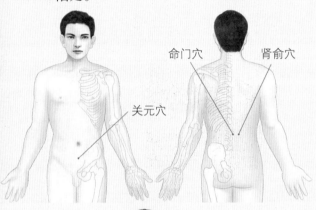

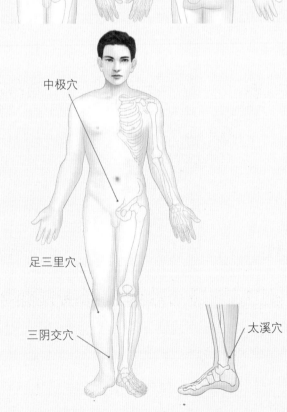

超简单自查法

◎不能顺利完成性交行为,阴茎进入阴道或刚刚接触阴道即射精。

◎阴茎进入阴道后来回抽动低于 15 次即射精。

◎还伴有口苦、梦遗、阴囊潮湿、小便赤短等症状。

【疾病常识面面观】

所谓的早泄是指过早地射精,是男科疾病中比较常见的一种,也是许多男性朋友们的梦魇。此病的诱因很多,如过度手淫、夫妻关系不融洽、自认为身体虚弱、性交次数过少等。中医认为,该病主要与虚损及肝胆湿热有关,刮痧时可选取具有清热解毒、补肾固封、养心安神功效的特效穴位。一般 7 ~ 14 次为一个疗程,不适症状会有所改善。

刮痧疗疾手法

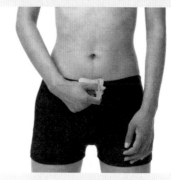

② 用面刮法自上而下刮拭腹部的关元穴至中极穴穴段。

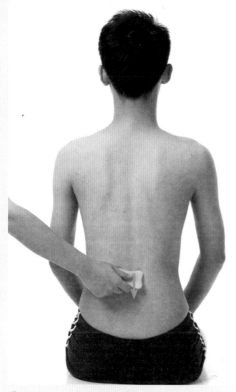

① 用面刮法刮拭背部的命门穴及肾俞穴。

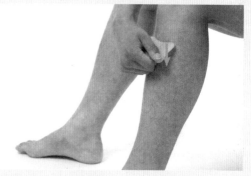

③ 用面刮法刮拭人体下肢的足三里穴。

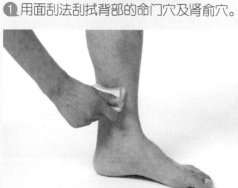

④ 用面刮法刮拭三阴交穴。

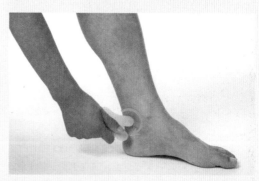

⑤ 用按揉法按揉太溪穴。

【疾病辅疗小秘方】

预防早泄的生活提示：第一，建立幸福美满、和谐的家庭氛围，夫妻之间相互体谅相互关爱，性生活过程中遇到不如意的事不要相互指责。第二，规律生活，勤加锻炼。第三，学习并掌握正确的性生活常识，不可过度纵欲，也不可过度自慰。第四，避免乱服壮阳药物，即使是国家许可的也会产生依赖性和副作用。第五，饮食上可多吃些具有补肾固精作用的食物，如牡蛎、芡实、栗子、鸽蛋、猪腰等。

前列腺肥大

【疾病常识面面观】

前列腺肥大又称为前列腺增生，是老年男性朋友易患的疾病之一，严重影响了老年男性朋友的生活质量，需要予以特别关注。中医认为，年老体衰、肾气亏虚是本病的发病基础，瘀血败精是致病因素。刮痧治疗时可以此为依据选择恰当的特效穴位，一般 7 ～ 14 次，即一个疗程后不适症状会有所改善。

刮痧取穴

膀胱俞穴：位于身体骶部，第二仙椎左右旁开二指宽处，与第二骶后孔齐平处。

神阙穴：位于脐窝正中处。

归来穴：位于下腹部，当脐中下 4 寸，距前正中线 2 寸处。

曲泉穴：屈膝，位于膝内侧横纹上方凹陷中。

三阴交穴：位于内踝尖直上 3 寸，胫骨后缘处。

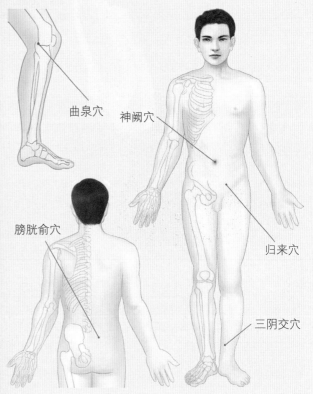

曲泉穴　神阙穴

膀胱俞穴

归来穴

三阴交穴

刮痧疗疾手法

❶用面刮法刮拭背部的膀胱俞穴。

❷用面刮法分别刮拭腹部的神阙穴及归来穴。

❸用按揉法按揉腿部内侧的曲泉穴。

❹用面刮法刮拭三阴交穴。

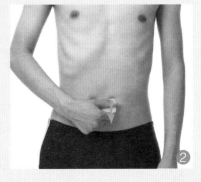

第四章

刮痧治疗亚健康状态

所谓亚健康，临床医学将其定位在健康与疾病之间的过渡阶段上，处在这个阶段的人，会有不同程度的不适反应，如精神疲乏、失眠、食欲不振等。虽然现代医学无法用药物及手术来治疗这些不适症状，但传统的中医却有着非常有效的治疗方法。有心的朋友可能会发现，目前『中医养生馆』『中医按摩推拿馆』『中医足底按摩馆』等五花八门的中医保健会所如雨后春笋般冒了出来。这就说明，人们越来越重视亚健康状态，也越来越了解中医保健的益处。今天，我们为受亚健康折磨的朋友们推荐一种省事、省钱、高效的调理法——刮痧，希望能让你的身体更健康，生活更精彩。

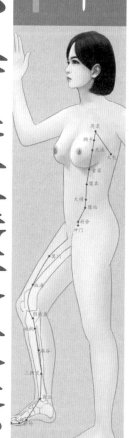

轻度贫血

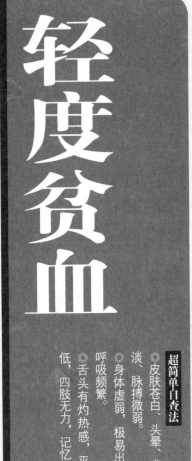

超简单自查法

◎皮肤苍白、头晕、嘴唇颜色暗淡、脉搏微弱。

◎身体虚弱，极易出现疲劳感；呼吸频繁。

◎舌头有灼热感，平衡能力降低，四肢无力，记忆力减退。

【疾病常识面面观】

所谓的贫血就是指血液中红细胞数量或红细胞中血红蛋白的含量不足。临床上将贫血大致分为缺铁性贫血、先天性贫血、造血器官功能障碍性贫血、有毒物引起的贫血等。其中缺铁性贫血在日常生活中最为常见，轻度的缺铁性贫血是亚健康的典型症状之一。此时，可采取中医刮痧法改善贫血问题。

刮痧取穴

风池穴：位于颈部枕骨之下，与风府穴相平，胸锁乳突肌与斜方肌上端之间的凹陷处。

肺俞穴：位于第 3 胸椎棘突旁开 1.5 寸处。

肝俞穴：位于背部，当第 9 胸椎棘突下，旁开 1.5 寸处。

脾俞穴：位于第 11 胸椎棘突下，旁开 1.5 寸处。

气海穴：位于人体前正中线，脐下 1 寸半处。

足三里穴：位于小腿前外侧，当犊鼻下 3 寸，距胫骨前缘一横指（中指）处。

三阴交穴：位于内踝尖直上 3 寸，胫骨后缘处。

涌泉穴：位于足前部凹陷处第 2、3 趾趾缝纹头端与足跟连线的前 1/3 处。

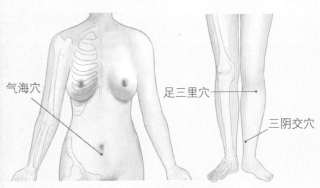

气海穴　足三里穴　三阴交穴

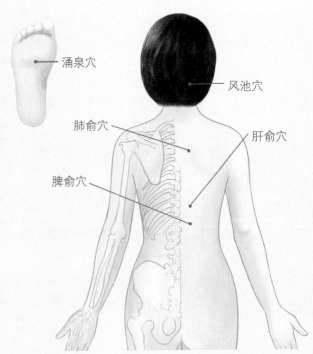

涌泉穴　风池穴　肺俞穴　肝俞穴　脾俞穴

刮痧疗疾手法

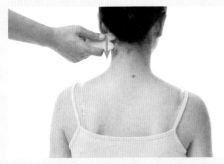

❶用单角刮法刮拭两侧的风池穴。

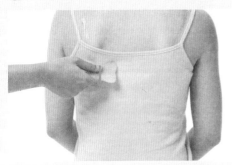

❷用面刮法从上到下刮拭肺俞穴、肝俞穴至脾俞穴段。

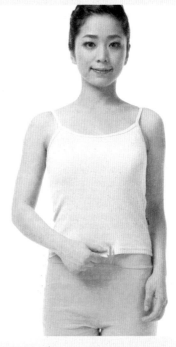

❸用面刮法刮拭人体腹部的气海穴以及下肢部位的足三里穴。

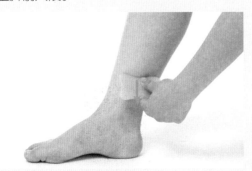

❹用面刮法刮拭三阴交穴。

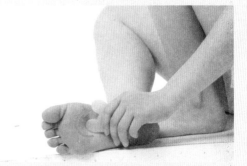

❺用平面按揉法按揉足底部的涌泉穴。

【疾病辅疗小秘方】

小偏方改善贫血

方一：取红枣 10 颗，茶叶 5 克，茶叶用开水冲泡后取汁备用，将红枣洗净后加入适量清水，加 10 克白糖，炖煮至大枣熟烂，调入茶汁，搅匀后吃枣喝汤。每日 1 次。

功效：此方有补血之功，能有效改善贫血症状。

方二：取茶叶 5 克，丹参、黄精各 10 克，共同研成细末，用沸水冲泡，闷 10 分钟即可饮用。每日 1 次。

功效：此方重在益气补血，贫血患者可坚持饮用。

健忘

超简单自查法

◎记忆力明显减退，经常忘事，甚至刚刚发生的事情都不记得。

◎注意力不集中，经常精神恍惚。

◎情况严重者会出现不认识自己的亲人。

【疾病常识面面观】

在以前，健忘似乎是老年人的专有症状，现如今健忘逐渐趋向于年轻化，许多40出头的人就已经有健忘的倾向了。这是什么原因造成的呢？现代研究证明，不良的生活方式、过大的工作及生活压力、沉重的心理负担等都是健忘的诱因。从中医学角度来讲，健忘是人体内的气不能均匀释放，使大脑得不到足够的营养滋润所致。刮痧则可以顺通经络，改善人体内的气血运行状态，对改善健忘有很好的效果。

刮痧取穴

百会穴： 位于头部当前发际正中直上5寸处，或取两耳尖连线的中点，即为此穴。

天柱穴： 位于后头骨正下方凹处，也就是颈部斜方肌外侧凹处，后发际正中旁开约2厘米即是此穴。

神道穴： 位于人体背部，后正中线上，第5胸椎棘突下凹陷中。

心俞穴： 位于人体的背部，当第5胸椎棘突下，左右旁开二指宽（1.5寸）处。

肾俞穴： 位于第2腰椎棘突旁开1.5寸处。

神门穴： 位于腕横纹尺侧端，尺侧腕屈肌腱的桡侧凹陷处。

内关穴： 位于前臂前区，腕掌侧远端横纹上2寸，掌长肌腱与桡侧腕屈肌腱之间。

足三里穴： 位于小腿前外侧，当犊鼻下3寸，距胫骨前缘一横指（中指）处。

太溪穴： 位于足内侧，在脚的内踝与跟腱之间的凹陷处。

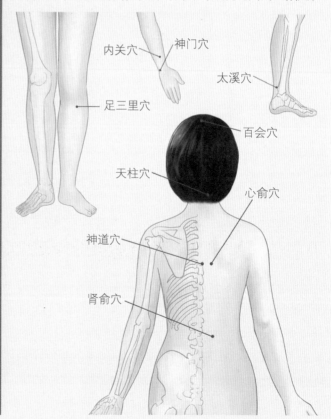

内关穴　神门穴
太溪穴
足三里穴
百会穴
天柱穴
心俞穴
神道穴
肾俞穴

刮痧疗疾手法

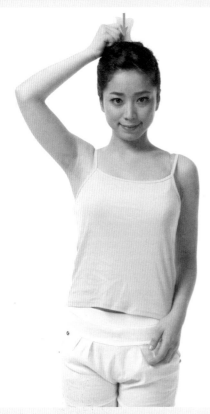

① 用厉刮法刮拭头顶处的百会穴。

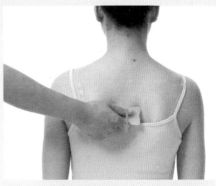

② 用面刮法由上而下刮拭颈部两侧的天柱穴及人体背部的神道穴。

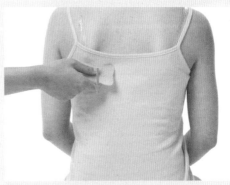

③ 用面刮法从上到下刮拭心俞穴至肾俞穴。

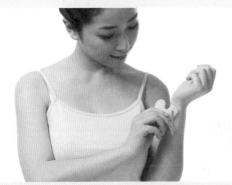

④ 用单角刮法分别刮拭上肢部位的神门穴及内关穴。

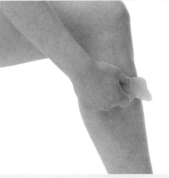

⑤ 用面刮法刮拭足三里穴及太溪穴。

【疾病辅疗小秘方】

益智健脑猪脑粥：取枸杞子10克，猪脑1具，大米50克，将所有材料处理干净后，一同放入锅中煮粥，待粥熟后用调料调味即可。

功效：此方可补益肝肾、益智健脑。对因肝肾亏虚所致的健忘有很好的辅助治疗作用。

神经衰弱

超简单自查法

◎精神易兴奋，回忆和联想增多。

◎易怒、易与人争吵。

◎脑力易疲劳，精力不足，注意力不集中，记忆力减退。

◎睡眠障碍，经常怀疑自己有病。

【疾病常识面面观】

　　神经衰弱是指大脑由于长时间处于快速工作状态，以至于支配精神活动能力降低。该病多发于 16 ~ 40 岁人群，男女患病比例相差不大，发病人群大多数是脑力劳动者。从中医学角度来讲，该病主要是由"七情"所致，刮痧则可以疏通气血、静心安神，从而改善神经衰弱的症状。

刮痧取穴

百会穴：位于头部当前发际正中直上 5 寸处。

风府穴：位于后颈部两风池穴连线的中点处。

心俞穴：位于背部第 5 胸椎棘突下，左右旁开 1.5 寸处。

脾俞穴：位于第 11 胸椎棘突下，旁开 1.5 寸处。

睛明穴：位于面部，目内眦角稍上方凹陷处。

太阳穴：位于前额两侧，外眼角延长线的上方。

印堂穴：位于人体的面部，两侧眉头连线的中点处。

膻中穴：位于前正中线上，两乳头连线的中点处。

期门穴：在胸部第 6 肋间隙，前正中线旁开 4 寸处。

曲池穴：位于肘横纹外侧端，寻找穴位时曲肘，横纹尽处，即肱骨外上髁内缘凹陷处。

内关穴：位于前臂前区，腕掌侧远端横纹上 2 寸，掌与肌腱桡侧腕屈肌腱之间。

血海穴：位于大腿内侧，髌底内侧端上 2 寸，当股四头肌内侧头的隆起处。

三阴交穴：在内踝尖直上 3 寸，胫骨后缘处。

行间穴：位于足背侧，当第 1、2 趾间，趾蹼缘的后方赤白肉际处。

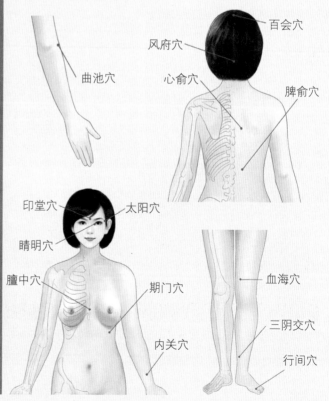

刮痧疗疾手法

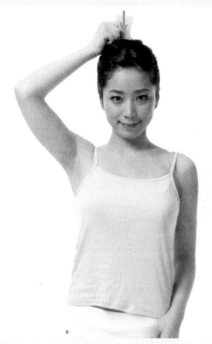

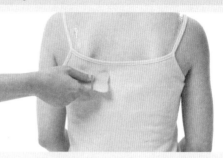

②用面刮法刮拭风府穴，再由背部的心俞穴刮至脾俞穴。

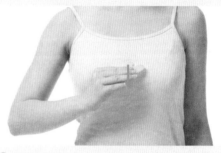

①用厉刮法刮拭头顶处的百会穴，再以按揉法按揉面部的睛明穴、印堂穴、太阳穴。

③用单角刮法刮拭人体胸部的膻中穴，并用面刮法由内向外刮拭期门穴。

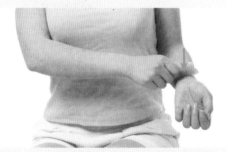

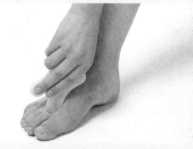

④用面刮法刮拭人体上肢部位的曲池穴及内关穴。

⑤用面刮法刮拭下肢内侧的血海穴至三阴交穴，以点按法点按足背部的行间穴。

【疾病辅疗小秘方】

小偏方改善神经衰弱

方一：取莲子、桂圆肉各15克，百合、五味子各10克，四者共同入清水中煎汁，晾凉后服用。

功效：莲子能够补脾养心，桂圆可以安神益气，百合能够清心安神，五味子能益气，此方静心安神功效尤佳。

方二：取莲子心3克，用沸水冲泡，代茶饮。

功效：莲子心具有清心火、养神的作用，此方能够有效改善神经衰弱的症状。

大脑疲劳

百会穴：位于头部当前发际正中直上 5 寸处，或取两耳尖连线的中点，即为此穴。

四神聪穴：位于头顶部，百会前后左右各 1 寸处，共 4 个穴位。

风池穴：位于颈部枕骨之下，与风府穴相平，胸锁乳突肌与斜方肌上端之间的凹陷处。

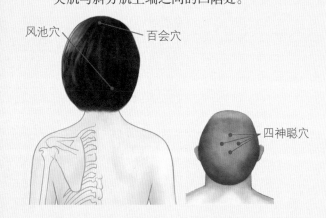

风池穴　　　　　百会穴

四神聪穴

刮痧疗疾手法

❶在刮拭特定穴位之前，先用面刮法刮拭整个头部，直至头皮发热为止，顺序是先侧头部，后头顶部，最后头后部，对疼痛及不适部位重点刮拭。

❷用厉刮法刮拭头顶处的百会穴。

❸用面刮法刮拭头部的四神聪穴。

❹用单角刮法刮拭颈部的风池穴，由上向下刮。

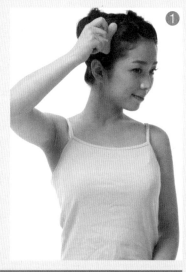

【疾病辅疗小秘方】

许多食物如核桃仁、大枣、葵花子、黄花菜、银耳、莲子、黑芝麻、黄豆、花生、鸡蛋、牛奶、动物肝脑、新鲜蔬菜、水果等，有健脑补益作用，日常饮食要多摄入上述食物。

超简单自查法

○未进行重体力及脑力劳动便觉得心力交瘁。

○情绪不稳定，波动性较大。

○明明困意浓浓却怎么也睡不着。

○严重时会出现头晕、头痛、头胀等症状。

【疾病常识面面观】

现代人工作压力比较大，快节奏的工作氛围使人们的大脑长时间处于运转状态，若得不到充分休息，久而久之就会使大脑血液供氧不足，降低脑细胞的正常功能，于是人便会产生以上不良症状，这说明，你已经处于亚健康状态了，必须立刻休整。中医刮痧法，可满足人们改善大脑功能的需求。

焦虑烦躁

刮痧取穴

陶道穴：位于背部，当后正中线上，第1胸椎棘突下凹陷中。

身柱穴：位于第3胸椎棘突下凹陷中。

心俞穴：位于人体的背部，当第5胸椎棘突下，左右旁开二指宽（1.5寸）处。

肝俞穴：位于背部，当第9胸椎棘突下，旁开1.5寸处。

胆俞穴：位于背部，当第10胸椎棘突下，旁开1.5寸处。

期门穴：位于胸部，当乳头直下，第6肋间隙，前正中线旁开4寸处。

内关穴：位于前臂前区，腕掌侧远端横纹上2寸，掌长肌腱桡侧腕屈肌腱之间。

神门穴：位于腕横纹尺侧端，尺侧腕屈肌腱的桡侧凹陷处。

太溪穴：位于足内侧，在脚的内踝与跟腱之间的凹陷处。

太冲穴：位于足背侧，当第1跖骨间隙的后方凹陷处。

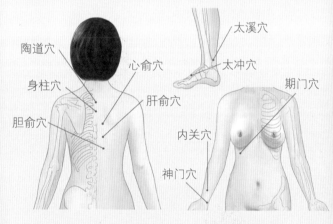

太溪穴　太冲穴　期门穴　陶道穴　心俞穴　身柱穴　肝俞穴　胆俞穴　内关穴　神门穴

超简单自查法

◎忧郁、焦虑、烦躁不安。

◎常伴有食欲不振、免疫力下降、肋胁胀痛，男性性功能下降，女性乳腺增生。

刮痧疗疾手法

❶用面刮法从上到下刮拭背部的陶道穴至身柱穴，然后再用心俞穴、肝俞穴刮至胆俞穴。

❷用面刮法由内而外刮拭期门穴。

❸用面刮法刮拭人体上肢部位的内关穴及神门穴。

❹用点按法点按足部的太溪穴及太冲穴。

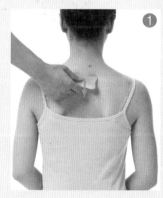

①

【疾病常识面面观】

焦虑烦躁是一种不良的精神状态，属于亚健康范畴。由压力过大、工作及学习强度大导致。临床实验证明，当人体承受的压力过于繁重且无法得以宣泄时，人就很难控制自己的情绪，就会出现以上不良反应。经过上述判定发现自己有焦虑烦躁倾向时，不妨采用中医刮痧法予以治疗，效果非常好。

失眠

百会穴：位于头部当前发际正中直上5寸处，或取两耳尖连线的中点，即为此穴。

风池穴：位于颈部枕骨之下，与风府穴相平，胸锁乳突肌与斜方肌上端之间的凹陷处。

大杼穴：位于背部当第1胸椎棘突下，旁开1.5寸处。

膏肓穴：位于人体的背部，第4胸椎棘突下，左右开3寸，肩胛骨内侧处。

心俞穴：位于人体的背部，当第5胸椎棘突下，左右旁开二指宽（1.5寸）处。

脾俞穴：位于第11胸椎棘突下，旁开1.5寸处。

印堂穴：位于人体的面部，两侧眉头连线的中点处。

神门穴：位于腕横纹尺侧端，尺侧腕屈肌腱的桡侧凹陷处。

三阴交穴：位于内踝尖直上3寸，胫骨后缘处。

涌泉穴：位于足前部凹陷处第2、3趾趾缝纹头端与足跟连线的前1/3处。

超简单自查法

◎持续性入睡困难。
◎睡眠常常中断。
◎早晨醒得很早。
◎常伴有头痛、头昏、心悸、健忘、多梦等症状。

【疾病常识面面观】

　　失眠实际上是大脑功能紊乱的一种表现，换句话说就是大脑的兴奋和抑制功能失调，入睡时兴奋性偏高，或者睡眠期间大脑皮质抑制程度不足。更年期、经期的女性，体内激素水平发生变化，非常容易失眠。中医认为，刮痧是治疗失眠的有效方法，它具有调理脏腑功能，改善气血亏虚、阴阳失调的作用。

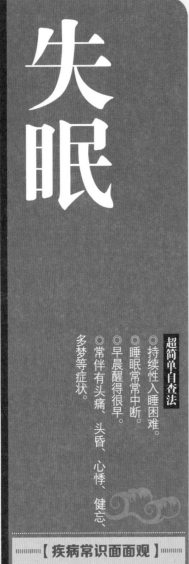
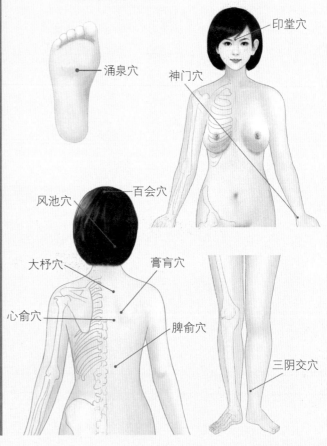

涌泉穴　印堂穴　神门穴　百会穴　风池穴　大杼穴　膏肓穴　心俞穴　脾俞穴　三阴交穴

刮痧疗疾手法

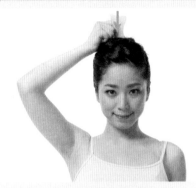

❶ 用厉刮法刮拭头顶处的百会穴。

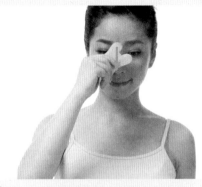

❷ 用单角刮法刮拭面部的印堂穴。

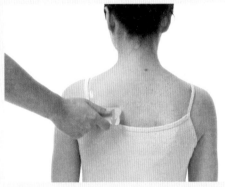

❸ 用面刮法刮拭两侧风池穴、大杼穴、膏肓穴。

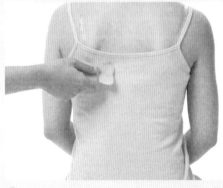

❹ 用面刮法由上而下刮拭心俞穴至脾俞穴。

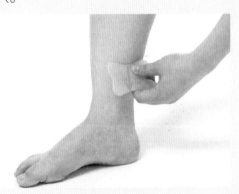

❺ 用面刮法分别刮拭上肢部位的神门穴及下肢部位的三阴交穴。

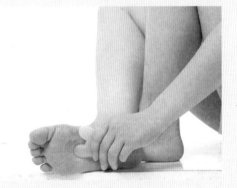

❻ 用按揉法按揉足底部的涌泉穴。

【疾病辅疗小秘方】

睡前沐浴改善失眠：每晚睡前沐浴，不仅能使身体保持清洁，还能消除疲劳，放松心情，对改善睡眠有帮助。另外，沐浴时可用莲蓬头对准上述治疗失眠的穴位，利用水柱的冲击力，达到按摩的作用。

心慌气短

超简单自查法

◎自觉心悸不安。
◎呼吸比正常人短促，连续或大声说话时总感觉上不来气。

【疾病常识面面观】

心慌气短是亚健康的一种表现形式。中医称之为"惊悸""怔忡"。现代人的工作生活压力大，长期处于精神紧张的状态中，人体会分泌去甲肾上腺素及肾上腺皮质激素，其中的去甲肾上腺素具有加快心跳速度、促进血压上升的作用，若长时间得不到缓解，便会出现心慌气短的不适感。中医采用刮痧治疗时，主要是选取人体的特效穴位进行科学刮拭，以达到理气宽胸、静心安神、通宣理肺的目的。

刮痧取穴

心俞穴：位于人体的背部，当第 5 胸椎棘突下，左右旁开二指宽（1.5 寸）处。

神堂穴：位于人体的背部，当第 5 胸椎棘突下，旁开 3 寸处。

膻中穴：位于前正中线上，两乳头连线的中点处。

巨阙穴：位于上腹部，前正中线上，当脐中上 6 寸处。

尺泽穴：位于肘横纹中，肱二头肌腱桡侧凹陷处。

曲泽穴：位于肘横纹中，当肱二头肌腱的尺侧缘。

少海穴：屈肘，当肘横纹内侧端与肱骨内上髁连线的中点处。

内关穴：位于前臂前区，腕掌侧远端横纹上 2 寸，掌与肌腱桡侧腕屈肌腱之间。

太渊穴：位于手腕部，腕横纹上，拇指根部桡侧凹陷处。

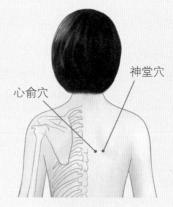

神堂穴
心俞穴

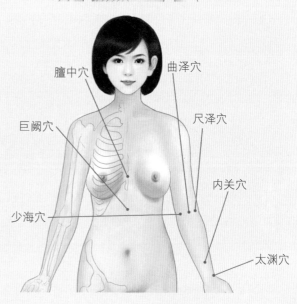

膻中穴
曲泽穴
巨阙穴
尺泽穴
内关穴
少海穴
太渊穴

刮痧疗疾手法

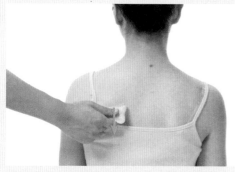

❶ 用面刮法分别刮拭人体背部的心俞穴、神堂穴。

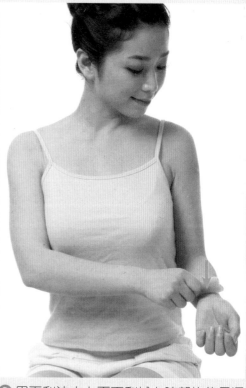

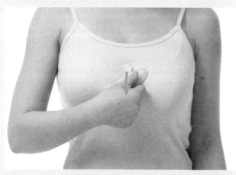

❷ 用单角刮法刮拭人体胸部的膻中穴至巨阙穴，由上而下进行刮拭，注意掌握刮痧力度。

❸ 用面刮法由上而下刮拭上肢部位的尺泽穴、内关穴至太渊穴段。

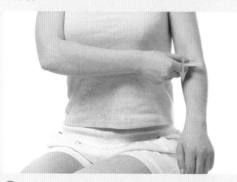

❹ 用单角刮法刮拭上肢部为的曲泽穴。

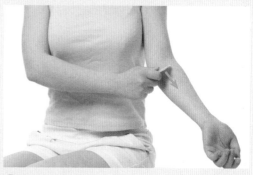

❺ 用面刮法刮拭上肢部位的少海穴。

【疾病辅疗小秘方】

预防心慌气短的保养术：第一，调整生活规律，保证睡眠充足，做到劳逸结合。第二，积极参加体育运动，以加强身体素质，提高身体免疫力。第三，寻找适合自己的发泄方式，如登山、钓鱼、跳舞等，当自觉精神压力过大时，不妨让自己彻底放松一番，这有助于宣泄压力，调整心情。

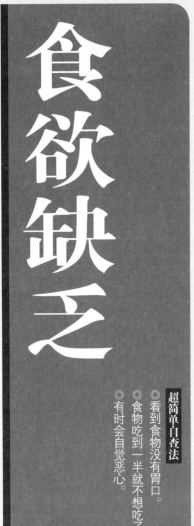

食欲缺乏

超简单自查法

◎ 看到食物没有胃口。

◎ 食物吃到一半就不想吃了。

◎ 有时会自觉恶心。

【疾病常识面面观】

现代的上班族，很多人疲劳与精神紧张并存，这两种因素均是诱发食欲缺乏的原因。另外，暴饮暴食、运动不足、慢性便秘也是引发食欲缺乏的因素。要想改善此问题，除了调整生活规律、加强运动外，中医刮痧也具有不错的效果。

刮痧取穴

肝俞穴：位于背部，当第9胸椎棘突下，旁开1.5寸处。

胆俞穴：位于背部，当第10胸椎棘突下，旁开1.5寸处。

脾俞穴：位于第11胸椎棘突下，旁开1.5寸处。

胃俞穴：位于人体背部当第12胸椎棘突下，旁开1.5寸处。

中脘穴：位于人体的上腹部，胸骨下端和肚脐连接线中点处。

下脘穴：位于人体上腹部，前正中线上，肚脐正中上2寸处。

章门穴：位于人体的侧腹部，腋中线，第一浮肋前端，当屈肘合腋时肘尖所触的部位即是此穴。

天枢穴：位于肚脐旁开2寸处。

阴陵泉穴：位于小腿内侧，膝下胫骨凹陷处。

足三里穴：位于小腿前外侧，当犊鼻下3寸，距胫骨前缘一横指（中指）处。

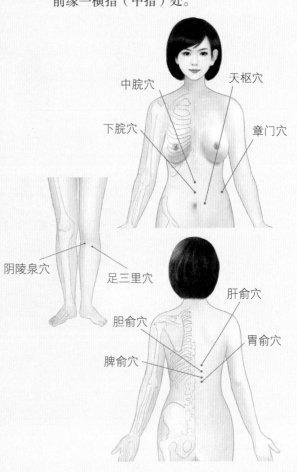

中脘穴　天枢穴
下脘穴　章门穴
阴陵泉穴　足三里穴
肝俞穴　胆俞穴　胃俞穴　脾俞穴

刮痧疗疾手法

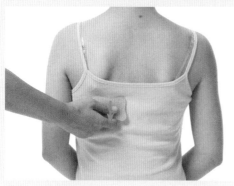

❶用面刮法从上到下刮拭肝俞穴、胆俞穴、脾俞穴至胃俞穴段。

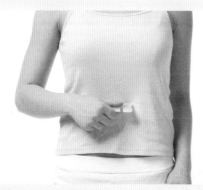

❷用面刮法刮拭中脘穴至下脘穴。

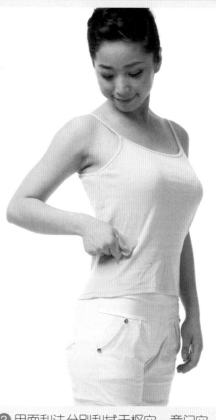

❸用面刮法分别刮拭天枢穴、章门穴。

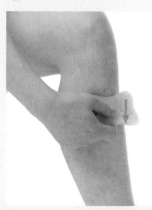

❹用面刮法刮拭小腿外侧的足三里穴。

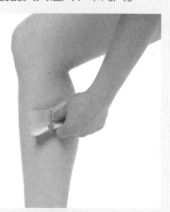

❺用面刮法刮拭小腿内侧的阴陵泉穴。

【疾病辅疗小秘方】

金橘蜂蜜酒：取金橘 600 克，蜂蜜 150 克，白酒 250 毫升，将金橘洗净晾干，拍破，与蜂蜜一同浸泡在白酒中，密封 2 个月。每日 2 次，每次 15 ~ 20 克。

功效：金橘和蜂蜜具有消除胸腹胀满、生津止渴、顺气镇咳的功效，此方可增强食欲。

消化不良

超简单自查法

◎胃灼热、腹胀、轻度恶心、呕吐。

◎腹部有压迫感，腹痛可放射至胸部。

◎还伴有厌食、排便不畅。

【疾病常识面面观】

消化不良是胃部不适的一个总称，其发病率与年龄的增长成正比。临床医学研究发现，该病的诱因很多，如胃及十二指肠部位的慢性炎症会使食管、胃、十二指肠失去正常蠕动的能力，由此出现消化不良的症状。另外，精神因素、饮食不规律也是消化不良的诱因之一。中医的刮痧疗法对消化不良有着非常好的作用，能起到健脾和胃、理气解郁，从根本上解决消化不良问题。

刮痧取穴

大椎穴： 位于人体后正中线上，第7颈椎椎棘下凹陷处。

肺俞穴： 位于第3胸椎棘突旁开1.5寸处。

脾俞穴： 位于第11胸椎棘突下，旁开1.5寸处。

肾俞穴： 位于第2腰椎棘突旁开1.5寸处。

三焦俞穴： 位于腰部，当第1腰椎棘突下，旁开1.5寸处。

悬枢穴： 位于人体腰部，当后正中线上，第1腰椎棘突下的凹陷处。

中脘穴： 位于人体的上腹部，胸骨下端和肚脐连接线中点处。

章门穴： 位于人体的侧腹部，腋中线，第一浮肋前端，当屈肘合腋时肘尖所触的部位即是此穴。

天枢穴： 位于肚脐旁开2寸处。

气海穴： 位于人体前正中线，脐下1寸半处。

四缝穴： 位于第2～5指掌面，第1、2节横纹的中央处。

足三里穴： 位于小腿前外侧，当犊鼻下3寸，距胫骨前缘一横指（中指）处。

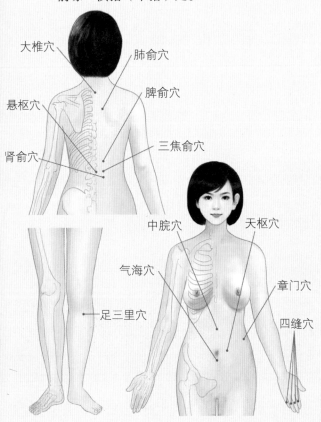

大椎穴　肺俞穴　脾俞穴　悬枢穴　肾俞穴　三焦俞穴　中脘穴　天枢穴　气海穴　章门穴　足三里穴　四缝穴

刮痧疗疾手法

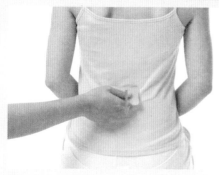

1. 用面刮法从上到下刮拭大椎穴至悬枢穴段，注意刮痧力度，不可过重以免伤及脊柱。

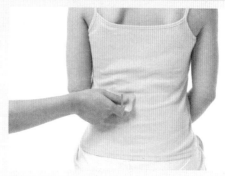

2. 用面刮法从上到下刮拭肺俞穴、脾俞穴至三焦俞穴。

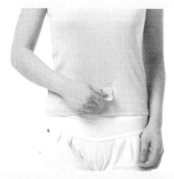

3. 用面刮法从上到下刮拭胃经上的中脘穴至气海穴。

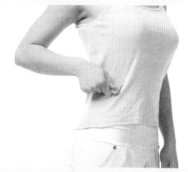

4. 用面刮法分别刮拭章门穴及天枢穴。

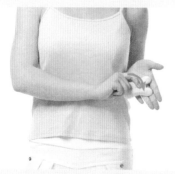

5. 用点按法分别点按四缝穴。

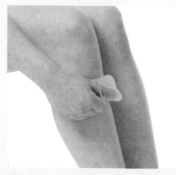

6. 用面刮法刮拭腿部足三里穴。

【疾病辅疗小秘方】

消化不良患者的饮食原则：第一，饭后要充分休息，不可立刻运动，运动会减少胃部的血液供应，导致消化不良。第二，消化不良患者应少吃油腻食物，尽可能多吃些清淡、膳食纤维含量高的新鲜蔬果。第三，避免食用烧烤类、煎炸类食物，少饮咖啡、碳酸饮料等刺激性食物。第四，吃饭时禁止喝水，水会稀释胃液，影响胃内食物的消化。

四肢无力

孔最穴：位于人体前臂掌面桡侧，尺泽穴与太渊穴连线上，腕横纹上 7 寸处。

郄门穴：位于前臂前区，腕掌侧与桡侧腕屈肌腱之间。

内关穴：位于前臂前区，腕掌侧远端横纹上 2 寸，掌与肌腱桡侧腕屈肌腱之间。

神门穴：位于腕横纹尺侧端，尺侧腕屈肌腱的桡侧凹陷处。

太渊穴：位于手腕部，腕横纹上，拇指根部桡侧凹陷处。

足三里穴：位于小腿前外侧，当犊鼻下 3 寸，距胫骨前缘一横指（中指）处。

三阴交穴：位于内踝尖直上 3 寸，胫骨后缘处。

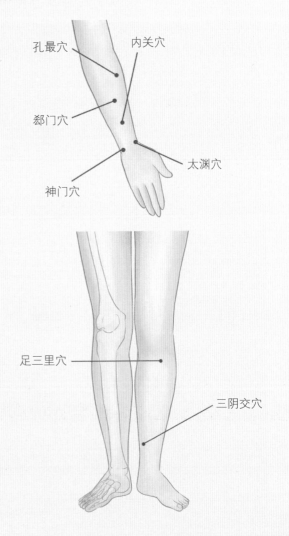

孔最穴　内关穴
郄门穴
神门穴　太渊穴
足三里穴
三阴交穴

超简单自查法
◎四肢虚软，发不出力。
◎四肢酸痛，身体疲劳感明显。
◎还伴有嗜睡、头晕等症状。

【疾病常识面面观】

　　四肢无力是亚健康的一种状态，临床上不属于病理范畴。中医认为，与五脏六腑相连的经脉循行于四肢，而四肢上有着许多具有调理脏腑功能、疏通经络、促进气血运行的特效穴位，所以对这些穴位进行刮痧，能有效缓解症状。

刮痧疗疾手法

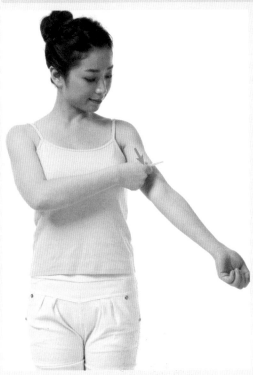

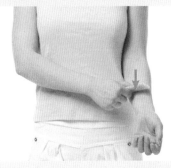

❷用面刮法由上而下刮拭郄门穴、内关穴至太渊穴段。

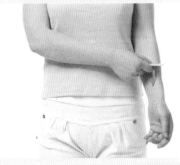

❶用面刮法由上而下刮拭四肢经脉，从肘及膝关节上部开始刮起，一直刮至手指及脚趾部位。刮拭的过程中，应顺着四肢的经脉走向刮。

❸用面刮法刮拭手臂内侧的孔最穴，用单角刮法刮拭手腕处的神门穴，由上而下进行刮拭。

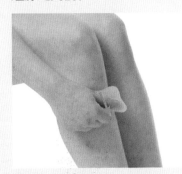

❹用面刮法刮拭足三里穴。

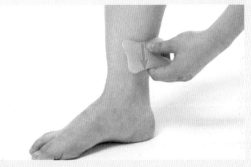

❺用面刮法刮拭三阴交穴。

【疾病辅疗小秘方】

预防四肢无力的方法：第一，避免过度劳累，及时调整工作及生活节奏，做到劳逸结合。第二，避免外感风寒，以免因此而出现四肢无力。第三，节制房事，过度纵欲同样会出现四肢无力症状。第四，合理安排一日三餐，做到荤素搭配，营养均衡。第五，积极参加体育锻炼，以增强身体免疫力。第六，纾解压力，少忧郁。

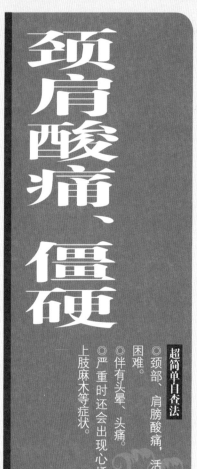

颈肩酸痛、僵硬

超简单自查法

◎颈部、肩膀酸痛，活动困难。

◎伴有头晕、头痛。

◎严重时还会出现心悸、上肢麻木等症状。

【疾病常识面面观】

　　久坐工作者，如长时间与电脑打交道的人群、司机等，常感颈肩酸痛、僵硬。这是因为，上肢长时间保持同一个姿势或长时间重复同一个动作，颈、肩部位的肌肉得不到充分活动，容易出现酸痛、僵硬的现象。特别是在闷热的夏季，大多数人处在空调房里，颈、肩部问题的发病率会大幅度提高。中医认为，这些症状主要是由外感风邪所致，再加上劳倦损伤，气血运行不畅，便会出现以上不适症状。刮痧治疗时，应以祛风散寒、温经通络、行气活血为主。

刮痧取穴

风府穴：位于后颈部两风池穴连线的中点处，颈顶窝处。

风池穴：位于颈部枕骨之下，与风府穴相平，胸锁乳突肌与斜方肌上端之间的凹陷处。

天柱穴：位于后头骨正下方凹处，也就是颈部斜方肌外侧凹处，后发际正中旁开约 2 厘米即是此穴。

大椎穴：位于人体后正中线上，第 7 颈椎椎棘下凹陷处。

肩井穴：位于肩胛区，第 7 颈椎棘突与肩峰最外侧点连线的中点处。

大杼穴：位于背部当第 1 胸椎棘突下，旁开 1.5 寸处。

天宗穴：位于肩胛骨冈下窝中央凹陷处。肩胛冈下缘与肩胛下角之间的上 1/3 折点处即为此穴。

肺俞穴：位于第三胸椎棘突旁开 1.5 寸处。

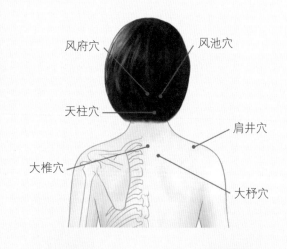

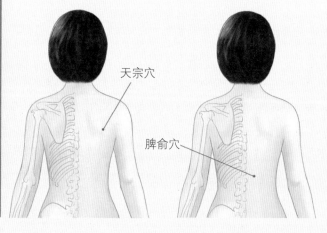

刮痧疗疾手法

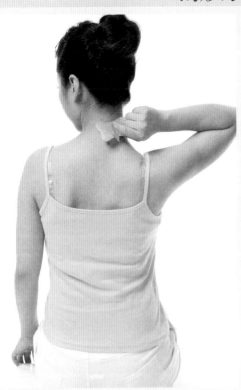

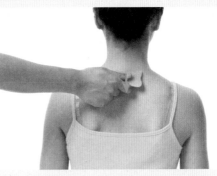

②用面刮法从上到下刮拭风府穴至天宗穴，刮拭力度不可过重，以免伤及脊柱。

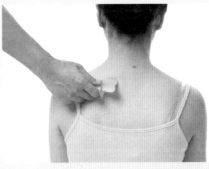

①用面刮法刮拭整个后颈部，以皮肤发红为止。

③用面刮法从上到下由颈部两侧的天柱穴刮至大杼穴，对于疼痛或有结节部位可重点刮拭。

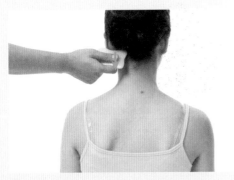

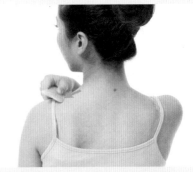

④用面刮法刮拭颈部两侧的风池穴，由上而下进行。

⑤用面刮法刮拭肩部两侧的肩井穴以及背部的脾俞穴。

【疾病辅疗小秘方】

按摩改善颈肩酸痛、僵硬：在治疗颈肩酸痛、僵硬方面，人体有两大重要穴位，即天柱穴、肩井穴对这两个关键穴位进行按摩，能起到缓解不适的目的。按摩时一面缓缓吐气一面揉6秒钟，如此重复10次。

腰酸背痛

◎有腰部肌肉劳损。
◎腰背部有酸痛感。
◎伴有腰部僵硬的症状。

【疾病常识面面观】

所谓的腰酸背痛是脊椎骨及其周围软组织发生病损引起的症状，是骨科常见的问题之一。腰酸背痛的诱因很多，如生活不规律、受到寒冷刺激、缺乏运动、年纪较大、身体虚弱、骨质疏松等均可引起此症状。在刮痧时，可重点选择膀胱经上的穴位，一般治疗7次，不适症状就会得到缓解。

刮痧取穴

大椎穴：位于人体后正中线上，第7颈椎椎棘下凹陷处。

肩井穴：位于肩胛区，第7颈椎棘突与肩峰最外侧点连线的中点处。

大杼穴：位于背部当第1胸椎棘突下，旁开1.5寸处。

膈俞穴：位于人体背部，第7胸椎棘突下，左右旁开1.5寸处。

至阳穴：位于第7胸椎棘突下凹陷中。

腰眼穴：位于第4腰椎棘突下旁开3.5寸处。

肾俞穴：位于第2腰椎棘突旁开1.5寸处。

志室穴：位于腰部，第2腰椎棘突下，旁开3寸处。

命门穴：位于第2腰椎与第3腰椎棘突之间。

委阳穴：位于三焦的下合穴，腘横纹外侧端，当股二头肌腱的内侧处。

委中穴：位于腘横纹中点，股二头肌腱与半腱肌肌腱的中间处。

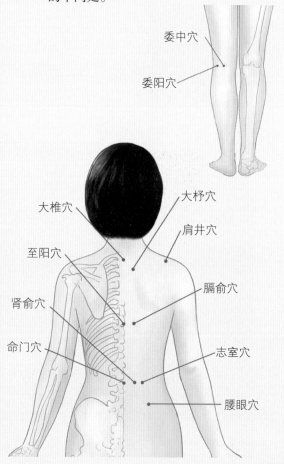

委中穴
委阳穴
大杼穴
大椎穴
肩井穴
至阳穴
膈俞穴
肾俞穴
命门穴
志室穴
腰眼穴

刮痧疗疾手法

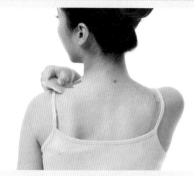

❶用面刮法刮拭肩部两侧的肩井穴。

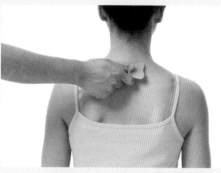

❷用面刮法由上而下刮拭背部的大椎穴至至阳穴。

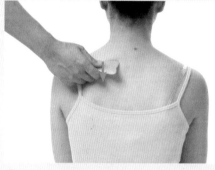

❸用面刮法由上而下刮拭大杼穴至膈俞穴。

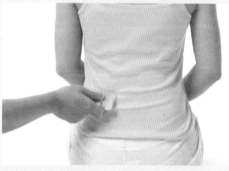

❹用面刮法分别刮拭肾俞穴、志室穴、腰眼穴，分别由上而下进行刮拭。

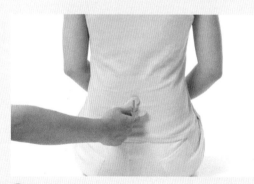

❺用单角刮法刮拭命门穴，由上而下进行刮拭。

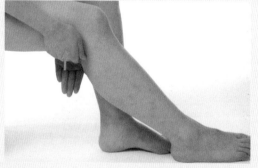

❻用拍打法拍打膝窝处的委阳穴、委中穴，拍打的力度适中，以患者不感到过分疼痛为宜。

【疾病辅疗小秘方】

运动改善腰酸背痛：腰酸背痛者可多参加体育运动，可增强肌肉的柔韧度，提高关节的灵活度。另外，运动还可以提高人体的血液循环，有助于预防及缓解腰酸背痛的症状。临床研究发现，运动量较轻的运动形式疗疾效果最显著，如打太极拳、养生功、游泳等。

手脚冰凉

超简单自查法

◎气温稍冷就感觉全身发冷，手脚更是冰冷。

◎精力减退，常有疲劳感。

◎气温低的时候，手足易生冻疮。

刮痧取穴

阳池穴：位于腕背横纹中，当指伸肌腱的尺侧缘凹陷处。

劳宫穴：位于手掌心，当第 2、3 掌骨之间偏于第 3 掌骨，握拳屈指时中指尖处。

涌泉穴：位于足前部凹陷处第 2、3 趾趾缝纹头端与足跟连线的前 1/3 处。

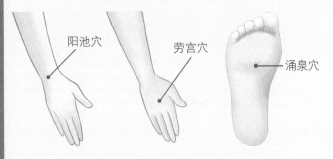

阳池穴　　　劳宫穴　　　涌泉穴

刮痧疗疾手法

❶用按揉法按揉手腕处的阳池穴。

❷用点按法点按手心处的劳宫穴。

❸用按揉法按揉足底部的涌泉穴。

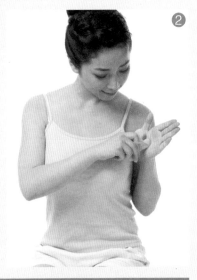

【 疾病常识面面观 】

临床医学研究发现，手足冰冷与血液循环有很大的关系，一旦自主神经功能失调，就会导致血液运行不畅、末梢循环不佳，以至于出现手脚冰冷的情形。中医将这种情况归到"阳虚"范畴，阳虚者心肾活力不足，气血虚，血液循环慢。在使用刮痧疗法时，重点应以温补肾阳、疏通经络、促进血液循环为原则。

【 疾病辅疗小秘方 】

勤运动，勤甩手：建议患者早起做运动，健步走是最佳选择，以比走路快、比跑步慢的速度，大步往前走，双手顺便甩一甩，走上 30 分钟，促进气血运行，全身就会热呼呼，因为一早就让血液循环和新陈代谢加速，所以整天都会充满活力，四肢不容易发凉。

第五章

美容瘦身刮痧法

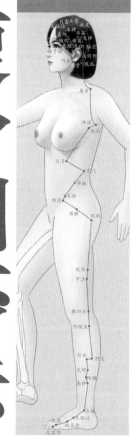

● 提起美容、瘦身这两个话题相信许多女性朋友都对此失去了信心。昔日大把的金钱扔进了美容院，结果肌肤问题得不到改善，价格高昂的减肥药，减掉的不是赘肉而是健康，到健身房挥汗买瘦，结果运动一停体重飙升，辛苦的节食减肥，为难了自己却收效甚微……到底有没有一种高效且科学的美容、瘦身法呢？答案其实很简单——刮痧。你不妨针对自身的实际情况，按照本章提供的内容，制定一个适合自己的美容瘦身方案，相信这一传统的治疗方法由内养外，会让你找回美丽，信心百倍。

刮痧取穴

脾俞穴：位于第11胸椎棘突下，旁开1.5寸处。

胃俞穴：位于人体背部当第12胸椎棘突下，旁开1.5寸处。

中脘穴：位于人体的上腹部，胸骨下端和肚脐连接线中点处。

章门穴：位于人体的侧腹部，腋中线，第一浮肋前端，当屈肘合腋时肘尖所触的部位即是此穴。

丰隆穴：位于人体的小腿前外侧，当外踝尖上8寸，条口穴外，距胫骨前缘二横指（中指）处。

足三里穴：位于小腿前外侧，当犊鼻下3寸，距胫骨前缘一横指（中指）处。

阴陵泉穴：位于小腿内侧，膝下胫骨凹陷处。

公孙穴：位于足内侧缘，第1跖骨基底部的前下方，赤白肉际处。

三阴交穴：位于内踝尖直上3寸，胫骨后缘处。

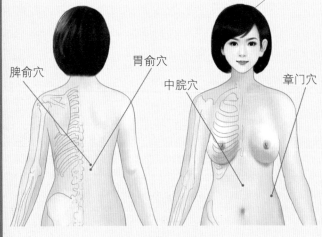

脾俞穴　　胃俞穴　　中脘穴　　章门穴

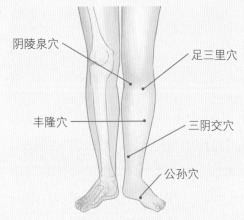

阴陵泉穴　　足三里穴　　丰隆穴　　三阴交穴　　公孙穴

面色萎黄、无光泽

超简单自查法

◎面部失去了正常的红润，颜色萎黄。

◎面部的色泽暗淡，缺失光泽。

【疾病常识面面观】

面色萎黄、无光泽实际上是多种问题引发的症状。中医认为，该问题多与脾气虚有关。以刮痧法改善该问题时，应选择具有健脾益气、调中和胃作用的特效穴位。

刮痧美容手法

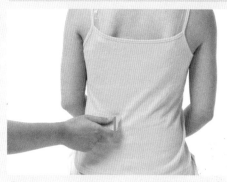

① 用面刮法自上而下刮拭脾俞穴至胃俞穴。

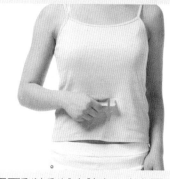

② 用面刮法刮拭中脘穴，由上而下进行。

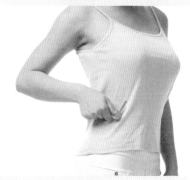

③ 用面刮法刮拭章门穴。

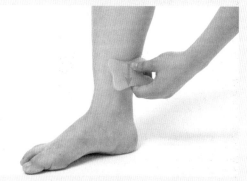

④ 用面刮法由上而下刮拭阴陵泉穴至三阴交穴。

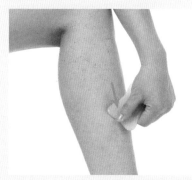

⑤ 用面刮法由上而下分别刮拭足三里穴及丰隆穴。

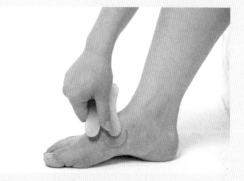

⑥ 用平面按揉法按揉公孙穴。

【疾病辅疗小秘方】

四君子汤：取人参、白术、茯苓各9克，炙甘草6克。将以上四味药材研为细末。每15克为一剂，服用时取水一碗，煎至七分，口服，随时可饮。

功效：四君子汤是主治脾胃气虚的基础药方，此方具有益气健脾之功，对改善面色萎黄、无光泽，语声低微，气短乏力等有较好的效果。

雀斑

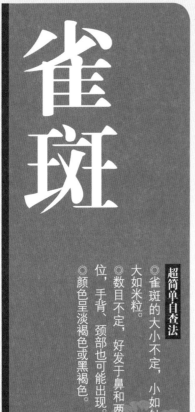

超简单自查法

◎雀斑的大小不定，小如针尖，大如米粒。

◎数目不定，好发于鼻和两颊部位，手背、颈部也可能出现。

◎颜色呈淡褐色或黑褐色。

刮痧取穴

肺俞穴：位于第 3 胸椎棘突旁开 1.5 寸处。

肝俞穴：位于背部，当第 9 胸椎棘突下，旁开 1.5 寸处。

肾俞穴：位于第 2 腰椎棘突旁开 1.5 寸处。

足三里穴：位于小腿前外侧，当犊鼻下 3 寸，距胫骨前缘一横指（中指）处。

三阴交穴：位于内踝尖直上 3 寸，胫骨后缘处。

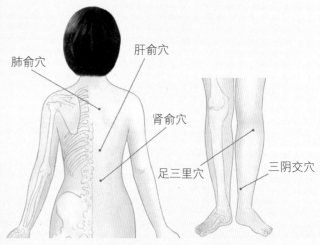

刮痧美容手法

❶ 用面刮法刮拭整个面部。刮痧前先在面部均匀涂抹一层美容刮痧膏，然后按额头、眼周、面颊、口唇周围、鼻部、下颌的顺序由内而外进行刮拭，注意，鼻部区域从上往下刮。对于斑点较多的部位，可以进行重点刮拭，直至面部皮肤发红发热为止。

❷ 用面刮法从上向下刮拭背部的肺俞穴、肝俞穴至肾俞穴段。

❸ 用面刮法由上而下分别刮拭小腿外侧的足三里穴及小腿内侧的三阴交穴。

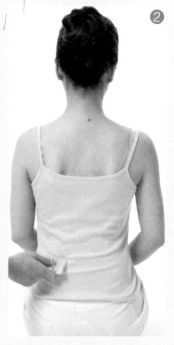

【疾病常识面面观】

提到雀斑相信它已成了许多女性朋友们的梦魇，虽然它不会影响到人体健康，但对自信却是一个很大的挑战。雀斑好发于 3～5 岁，青春期及日晒后加重，随着年龄的增长斑点颜色渐淡。中医认为，雀斑的形成多与肾虚有关。肾气不足，肺功能降低，皮肤细胞的新陈代谢自然受到影响，黑色素无法分解，雀斑的颜色会逐渐加深。在采取中医刮痧疗法时，可着重选取具有补肾益气的特效穴位，以科学的手法进行刮拭，以达到补充肾气，提高肺功能，促进皮肤细胞的新陈代谢，从而使雀斑颜色减淡或减少。

刮痧取穴

心俞穴：在背部第 5 胸椎棘突下，左右旁开 1.5 寸处。

膈俞穴：在背部第 7 胸椎棘突下，左右旁开 1.5 寸处。

肝俞穴：位于背部，当第 9 胸椎棘突下，旁开 1.5 寸处。

脾俞穴：位于第 11 胸椎棘突下，旁开 1.5 寸处。

胃俞穴：位于背部第 12 胸椎棘突下，旁开 1.5 寸处。

胆俞穴：位于背部，当第 10 胸椎棘突下，旁开 1.5 寸处。

肾俞穴：位于第 2 腰椎棘突旁开 1.5 寸处。

阳白穴：位于前额部，瞳孔直上，眉上 1 寸处。

鱼腰穴：位于额部，瞳孔正上方，眉毛中。

太阳穴：位于前额两侧，外眼角延长线的上方。

外关穴：在前臂背侧，手脖子横皱纹向上三指宽处。

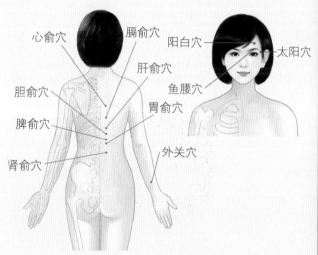

心俞穴　膈俞穴　肝俞穴　胆俞穴　脾俞穴　肾俞穴　胃俞穴　外关穴

阳白穴　太阳穴　鱼腰穴

黄褐斑

超简单自查法

◎颧部、颊部、鼻、前额、颏部是黄褐斑的易发部位。

◎从外形上看，黄褐斑的边界不甚清晰，或呈黑色的斑片。

◎黄褐斑多为对称性生长。

◎有时会伴有气短乏力、心慌胸闷、食欲缺乏、腹胀等不良反应。

刮痧美容手法

① 用面刮法从上而下刮拭背部的心俞穴、膈俞穴、肝俞穴、胆俞穴、脾俞穴、胃俞穴至肾俞穴段。

② 先在面部涂抹刮痧膏，然后用面刮法由内而外刮拭整个面部，鼻部由上往下刮，可按照额头、眼周、面颊、口唇周围、鼻部、下颌的顺序进行刮拭。

③ 用面刮法从上向下刮拭外关穴。

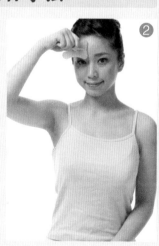

②

【疾病常识面面观】

黄褐斑又叫作"蝴蝶斑""肝斑""妊娠斑"，好发于妊娠期女性，这是因为，女性怀孕后体内的激素与内分泌均出现明显变化，是诱发黄褐斑的重要原因。另外，月经不调、精神压力过大、长期口服避孕药、肝功能不佳、患慢性肾病等，都是诱发黄褐斑的不良因素。刮痧可有效淡化斑点，真正实现标本兼治的效果。

皱纹丛生

刮痧取穴

眉冲穴：位于人体头部攒竹穴直上入发际0.5寸，神庭穴与曲差穴连线之间。

阳白穴：位于前额部，瞳孔直上，眉上1寸处。

太阳穴：位于耳郭前面，前额两侧，外眼角延长线的上方。取穴时可咬紧牙，眉梢后侧浮起的筋脉，便是该穴。

瞳子髎穴：位于面部，目外眦旁，眼眶外侧缘处。

下关穴：位于面部，耳前方，颧骨与下颌之间的凹陷处。

颊车穴：位于面颊部，下颌角前上方约一横指（中指）处。当咀嚼时咬肌隆起，按之凹陷处。

劳宫穴：位于手掌心，当第2、3掌骨之间偏于第3掌骨，握拳屈指时中指尖处。

涌泉穴：位于足前部凹陷处第2、3趾趾缝纹头端与足跟连线的前三分之一处。

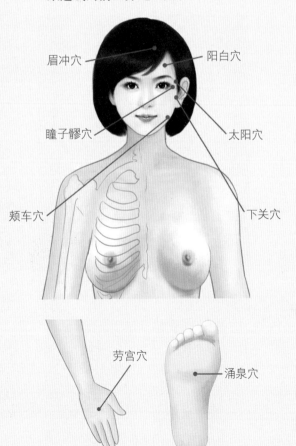

眉冲穴　　阳白穴　　瞳子髎穴　　太阳穴　　颊车穴　　下关穴　　劳宫穴　　涌泉穴

【疾病常识面面观】

　　25岁以后，人体的皮肤开始衰老，皮肤中的胶原蛋白和弹性纤维的生成能力降低，胶原就会变薄、断裂，便形成了皱纹。面部皱纹一般分为萎缩性皱纹和肥大性皱纹，干燥型皮肤易出现萎缩性皱纹，数量较多，皱纹细小，易出现在眼部周围；油性皮肤易出现肥大性皱纹，数量不多，纹理密而深，易出现在前额和口唇周围。中医认为，皱纹的生成与气血运行不畅有关，皮肤因得不到足够的营养补给，便会出现皱纹。刮痧则可疏通经络、促进气血运行，改善皱纹丛生问题。

刮痧美容手法

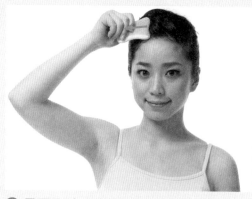

❶用面刮法由内而外刮拭前额部位的眉冲穴。

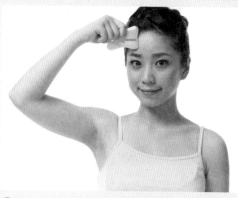

❷用面刮法由内而外刮拭阳白穴。

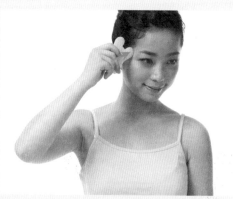

❸用点按法刺激瞳子髎穴、太阳穴劳宫穴及涌泉穴。

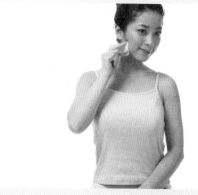

❹用面刮法从下巴正中沿着下唇向外上方刮拭，直至耳际下方，对颊车穴及下关穴进行重点刮拭。

【疾病辅疗小秘方】

不同年龄的去皱法：

20～25岁：这个年龄段，皮肤的角质层含水量降低，虽然皮肤光滑平整，但若不注意给肌肤补水，便会出现"假性"皱纹。

25～30岁：这个年龄段保持皮肤的柔韧性和弹性最关键。此时你可能会发现，眼角部已经有了几条小皱纹，不要担心，赶快给肌肤补水，并用保湿滋润类的护肤品，淡化及防止皱纹生成。

30～40岁：这个年龄段的女人，内分泌和卵巢功能逐渐减退，皮肤容易出现干燥、无光、眼角出现鱼尾纹、下巴肌肉松弛等问题。此时，可选用抗皱、保湿类护肤品、营养型面膜和保湿、除皱功能强的精华液。

40～50岁：这个阶段的女性，体内激素水平失调，容易出现肌肤干燥、面部松弛的问题。护肤的重点应放在防皱以及消除皮肤表层死细胞，促进新细胞的生长。

眼袋

◎眼袋松弛、皱纹明显。

◎伴有消化功能减弱，如腹泻、腹胀、食欲不振、便秘等症状。

【疾病常识面面观】

所谓的眼袋就是指下眼睑水肿，遗传、睡眠不足、疲劳等都是出现眼袋的诱因。该问题好发于45岁左右的人群。中医强调，一旦出现上述症状，是由脾胃气虚引起的。采取刮痧疗法时，可有针对性地选取特效穴位，对改善眼袋松弛、水肿很有帮助。

刮痧取穴

肝俞穴：位于背部第9胸椎棘突下，旁开1.5寸处。

胆俞穴：在背部第10胸椎棘突下，旁开1.5寸处。

脾俞穴：位于第11胸椎棘突下，旁开1.5寸处。

胃俞穴：位于背部第12胸椎棘突下，旁开1.5寸处。

承泣穴：位于面部瞳孔直下，当眼球与眶下缘之间。

四白穴：该穴位于瞳孔直下，当颧骨上方凹陷中。

气海穴：位于人体前正中线，脐下1寸半处。

中脘穴：在上腹部，胸骨下端和肚脐连接线中点处。

阴陵泉穴：位于小腿内侧，膝下胫骨凹陷处。

足三里穴：位于小腿前外侧，当犊鼻下3寸，距胫骨前缘一横指（中指）处。

上巨虚穴：位于犊鼻穴下6寸，足三里穴下3寸处。

外膝眼穴：位于膝部，屈膝时，髌骨与髌韧带外侧的凹陷处。

丰隆穴：在小腿前外侧，外踝尖上8寸，距胫骨前缘二横指（中指）处。

公孙穴：位于足内侧缘，第1跖骨基底部的前下方，赤白肉际处。

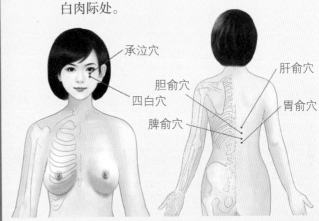

承泣穴　胆俞穴　四白穴　脾俞穴　肝俞穴　胃俞穴

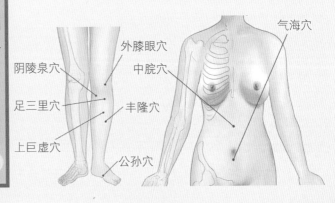

外膝眼穴　阴陵泉穴　足三里穴　上巨虚穴　丰隆穴　中脘穴　气海穴　公孙穴

刮痧美容手法

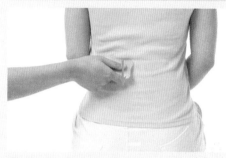

❶用面刮法由上而下刮拭背部的肝俞穴、胆俞穴、脾俞穴至胃俞穴。

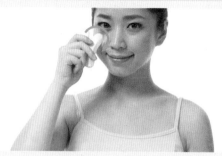

❷在面部均匀涂抹一层美容刮痧膏，用面刮法由内而外（鼻子部位由上而下）刮拭整个面部，重点刮拭眼睛周围的疼痛点及结节，再以平面按揉法按揉承泣穴及四白穴。

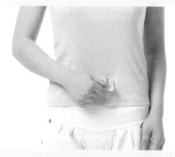

❸用面刮法由上而下刮拭中脘穴、气海穴。

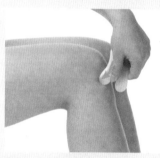

❹用点按法点按外膝眼穴。

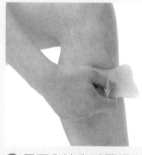

❺用面刮法刮拭胃经上的足三里穴以及脾经上的阴陵泉穴、三阴交穴、公孙穴，刮拭的力度以不感到特别疼痛为佳。

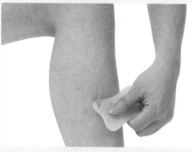

❻用面刮法刮拭上巨虚穴及丰隆穴，由上而下进行刮拭，可有效改善眼袋鼓胀问题。

【疾病辅疗小秘方】

快速消除眼袋的3个方法：第一，茶水冷敷法。将一小杯茶放入冰箱中冷冻15分钟，取出以后，将一小块化妆棉浸泡在茶水中，敷在眼睛上，能很快缓解眼袋问题。第二，多吃些维生素A、维生素B_2含量丰富的食物，如鱼类、胡萝卜、动物肝脏、豆类等，对保护眼睛有很大的助益。第三，按摩下眼睑。每晚睡觉前用无名指指腹按压下眼睑中央位置10次，坚持按摩，动作轻柔，可缓解眼袋问题。

黑眼圈

○ 眼周围发黑。
○ 还伴有睡眠不足、腰酸背痛、女性月经不调、精力减退等症状。

刮痧取穴

攒竹穴：位于面部眉毛内侧边缘凹陷处。
睛明穴：位于面部，目内眦角稍上方凹陷处。
承泣穴：位于面部瞳孔直下，当眼球与眶下缘之间。
瞳子髎穴：位于面部，目外眦旁，眼眶外侧缘处。
涌泉穴：位于足前部凹陷处第 2、3 趾趾缝纹头端与足跟连线的前 1/3 处。

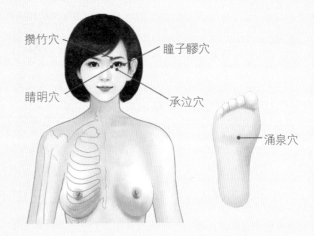

攒竹穴　　瞳子髎穴
睛明穴　　承泣穴
涌泉穴

刮痧美容手法

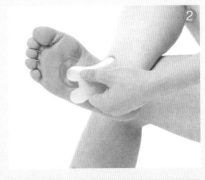

❶ 在面部均匀地涂抹一层美容刮痧膏，用面刮法刮拭整个面部，对眼睛周围的攒竹穴、承泣穴、瞳子髎穴给予重点刮拭。

❷ 用按揉法按揉足底部的涌泉穴。

【疾病辅疗小秘方】

小偏方改善黑眼圈：

（1）茶包：将浸泡过的茶包冷冻，然后敷在眼肿位置，让茶叶发挥其舒缓作用。

（2）苹果片：苹果含丰富铁质，为眼睛提供大量养分。以 2 片多汁苹果敷眼周约 15 分钟，便可去除黑眼圈。

（3）热鸡蛋：热鸡蛋除了可以去瘀之外，还可以消除黑眼圈。

【疾病常识面面观】

所谓的黑眼圈就是我们常说的"熊猫眼"，经常熬夜、情绪不稳定的人容易出现黑眼圈。中医认为，黑眼圈的形成还与肝虚不足、血液淤积有关。刮痧疗法可从根本上解决肝虚及血液循环不畅的问题，有效改善黑眼圈症状。

刮痧取穴

肺俞穴：位于第3胸椎棘突旁开1.5寸处。

心俞穴：在背部第5胸椎棘突下，左右旁开1.5寸处。

脾俞穴：位于第11胸椎棘突下，旁开1.5寸处。

胃俞穴：位于背部第12胸椎棘突下，旁开1.5寸处。

曲池穴：位于肘横纹外侧端，曲肘时在肱骨外上髁内缘凹陷处。

支沟穴：位于前臂后侧，腕背侧远端横纹上3寸，尺骨与桡骨间隙中点处。

合谷穴：位于手背第1、2掌骨之间，约平第2掌骨中点处。

血海穴：位于大腿内侧，髌底内侧端上2寸，当股四头肌内侧头的隆起处。

足三里穴：位于小腿前外侧，当犊鼻下3寸，距胫骨前缘一横指（中指）处。

丰隆穴：在小腿前外侧，外踝尖上8寸，距胫骨前缘二横指（中指）处。

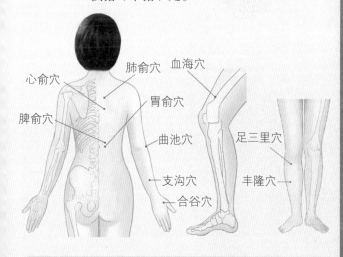

刮痧美容手法

①用面刮法刮拭肺俞穴、心俞穴、脾俞穴、胃俞穴，由上而下进行刮拭。

②用面刮法由上而下刮拭曲池穴，再以按揉法按揉支沟穴及合谷穴。

③用单角刮法由上而下刮拭血海穴，再以面刮法刮拭足三里穴至丰隆穴。

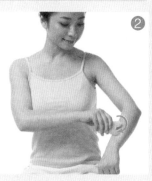

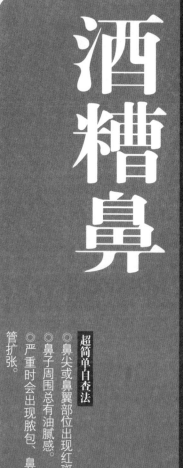

酒糟鼻

超简单自查法

◎鼻尖或鼻翼部位出现红斑、丘疹。

◎鼻子周围总有油腻感。

◎严重时会出现脓包、鼻部毛细血管扩张。

【疾病常识面面观】

酒糟鼻是发生于鼻头部中央的红斑和毛细血管扩张的慢性皮肤病。好发于中年人，男女皆可患病，但女性患者较为多见。中医认为，酒糟鼻的出现是受饮食所伤，脾胃积热难消，肺经蕴热化火，以至于气血瘀滞。所以，采取刮痧疗法时，应将重点放在清热除湿，疏通经络，调整脏腑气血运行上，切记鼻子周围部位禁止刮痧。

痤疮

刮痧取穴

大椎穴： 在人体后正中线上，第 7 颈椎椎棘下凹陷处。

肺俞穴： 位于第 3 胸椎棘突旁开 1.5 寸处。

脾俞穴： 位于第 11 胸椎棘突下，旁开 1.5 寸处。

胃俞穴： 在背部第 12 胸椎棘突下，旁开 1.5 寸处。

三焦俞穴： 在腰部第 1 腰椎棘突下，旁开 1.5 寸处。

大肠俞穴： 在腰部第 4 腰椎棘突下，旁开 1.5 寸处。

曲池穴： 位于肘横纹外侧端，曲肘时在肱骨外上髁内缘凹陷处。

合谷穴： 在手背第 1、2 掌骨之间，约平第 2 掌骨中点处。

丰隆穴： 在小腿前外侧，当外踝尖上 8 寸，条口穴外，距胫骨前缘二横指处。

太冲穴： 在足背侧第 1 跖骨间隙的后方凹陷处。

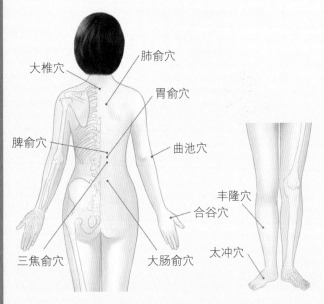

大椎穴　肺俞穴　胃俞穴　脾俞穴　曲池穴　三焦俞穴　大肠俞穴　丰隆穴　合谷穴　太冲穴

超简单自查法

◎ 皮肤上持续、反复出现红包，且有肿胀感。

◎ 红包的中心部位有暗斑，并伴有脓栓，用手挤压时可见脓汁。

【疾病常识面面观】

　　痤疮俗称为"粉刺""青春痘"，是一种好发于青少年群体的慢性皮肤炎症。据一项调查数据显示，11 ~ 25 岁这一年龄段的人群发病率为 80%，而 25 ~ 35 岁这一年龄段的人群发病率为 15%。无论哪个年龄段的人长了痤疮都将使美丽大打折扣。中医认为，按照督脉、膀胱经的走向进行刮痧，每天 1 次，能有效改善痤疮问题。

刮痧美容手法

❶ 用面刮法由上而下刮拭背部大椎穴，以及肺俞穴、脾俞穴、胃俞穴、三焦俞穴至大肠俞穴段。

❷ 用面刮法由上而下刮拭曲池穴及合谷穴。

❸ 用面刮法刮拭丰隆穴，由上而下进行刮拭。

❹ 用点按法点按太冲穴。

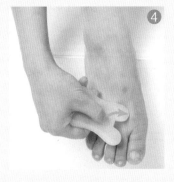

❹

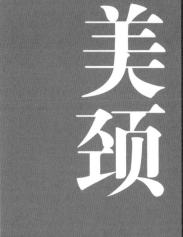

美颈

超简单自查法

◎颈部皮肤粗糙。
◎颈部皱纹丛生。

刮痧取穴

天柱穴：位于后头骨正下方凹处，也就是颈部斜方肌外侧凹处，后发际正中旁开约2厘米即是此穴。

风府穴：位于后颈部两风池穴连线的中点处，颈顶窝处。

大椎穴：位于人体后正中线上，第7颈椎椎棘下凹陷处。

大杼穴：位于背部当第1胸椎棘突下，旁开1.5寸处。

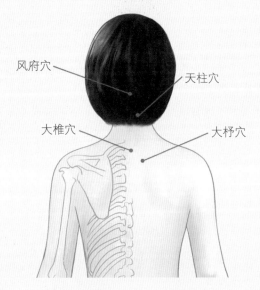

风府穴　　　　　天柱穴

大椎穴　　　　　大杼穴

刮痧美容手法

❶在颈部均匀地涂抹一层刮痧油，用面刮法刮拭整个颈前部，先从前颈根部正中线起，向上刮至下巴处，再以同样的方法刮拭中线两侧部位，直至从颈根部刮拭到耳侧部位。

❷用面刮法刮拭后颈部的风府穴至大椎穴，由上而下进行刮拭。

❸用面刮法由上而下刮拭天柱穴至大杼穴。

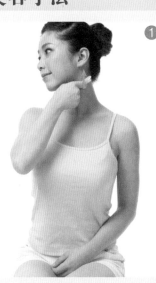

❶

【疾病常识面面观】

颈部对女人来说非常重要，它相当于女人的"第二张脸"，要想让颈部不泄露你的年龄秘密，就要选对方法进行保养。中医认为，以刮痧的手法刮拭颈部周围的特效穴位，能令颈部永远年轻。

瘦肩、臂

刮痧取穴

云门穴：距前正中线（璇玑）6 寸，当锁骨外 1/3 折点下方一横指，中府上 1 寸。

肩髃穴：手臂向前平伸，肩部出现两个凹陷，当肩峰前下方凹陷处。

手三里穴：位于前臂背面桡侧，当阳溪与曲池连线上，肘横纹下 2 寸处。

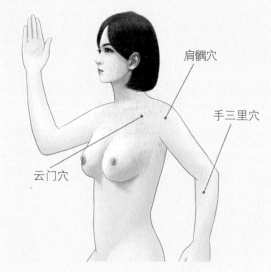

肩髃穴

手三里穴

云门穴

【疾病常识面面观】

长时间地伏案工作、学习，会令肩背部的肌肉松弛，若得不到有效的锻炼，很容易长出赘肉，对爱美的女性来说，可真是一个可怕的梦魇，不仅漂亮衣服无法上身，仪表体态也受到了影响。中医教大家一个有效的瘦肩、臂的方法——刮痧，可重点刮拭肩臂部，每天 1 次，坚持下来，即可获得一个纤瘦、曼妙的肩臂曲线。

刮痧瘦身手法

①用面刮法刮拭肩臂部，可从肩前、肩后、肩上向下刮拭整条手臂，直至皮肤发热为止。

②用面刮法从云门穴开始，一直刮拭到前手腕部。

③用面刮法刮拭肩髃穴至手三里穴，由上而下进行刮拭。

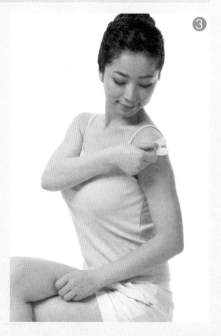

③

丰胸

刮痧取穴

屋翳穴：位于乳中线上，第2肋间隙，距前正中线4寸处。

膻中穴：位于前正中线上，两乳头连线的中点处。

乳根穴：位于人体的胸部，乳房根部，乳头直下，第5肋间隙，距前正中线4寸处。

期门穴：位于胸部，当乳头直下，第6肋间隙，前正中线旁开4寸处。

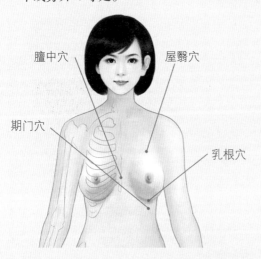

膻中穴　　　　屋翳穴

期门穴

乳根穴

刮痧瘦身手法

❶用单角刮法由上而下刮拭胸部的膻中穴。

❷用面刮法由上而下分别刮拭屋翳穴、乳根穴。

❸用面刮法刮拭期门穴。

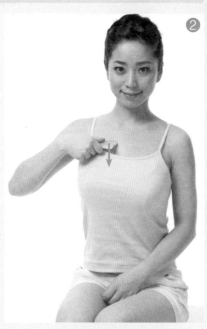

❷

◎超简单自查法

◎胸部扁平。
◎乳房下垂。
◎乳房外扩。

【疾病常识面面观】

　　胸部是展现女人魅力的关键部位，相信每个女人都想拥有一副健康、丰满的乳房，但往往事与愿违，往往许多女性会因为乳房过小而感到不安和困惑。那么，有没有一种既安全可靠，又能获得丰满乳房的方法呢？答案当然是肯定的，中医刮痧即可实现女性朋友们的梦想。

美背

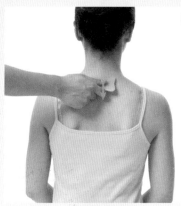

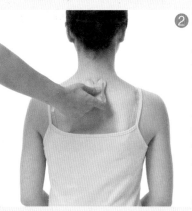

超简单自查法

◎背部肌肉僵硬、强直，总感觉背部无法挺直。

刮痧瘦身手法

❶ 用面刮法刮拭整个背部。刮痧前先在背部均匀地涂抹一层刮痧油，然后由上而下沿着督脉的走向进行刮拭。注意，刮拭到脊柱时不可过分用力，以免使脊柱受到伤害。

❷ 用双角刮法刮拭脊柱两侧，由上而下进行刮拭，对疼痛、结节和僵硬区域可进行重点刮拭，能有效改善脊柱强直、僵硬。

❸ 用面刮法刮拭脊柱两侧的肌肉区，由上而下进行刮拭，能有效改善背部肌肉紧张。

【疾病辅疗小秘方】

运动美背法

背部离地法：仰卧在床上，双手放在身体两侧，然后弯曲双腿，脚后跟紧贴大腿后侧，双手移至头的两侧，掌心贴着地面，接着吸气，拱起背部，即双脚膝盖跪在地面上，双手用力地撑着向上拱起身体，同时髋部与腹部是向上升起的。

伸展双手法：双手放在背后相握，尽量伸直手臂，同时尽力向上抬至极限，如此重复50次，这时候会感觉肩胛骨上面部位被挤压，同时也有助于锻炼胸部的肌肉。

学猫拱腰法：双手手臂从肩上伸出来，向后震震手臂，向后仰仰头部，接着躺在被窝里伸个懒腰或者向上挺几挺腹部，再翻身趴下，像猫"长身"一样用力地拱拱腰，尽量伸展腰背以及四肢的肌肉。

【疾病常识面面观】

炎炎夏日走在大街上，看着那些身材苗条、背部曲线优美的女孩子们穿着时髦的露背装，你是否有些羡慕了呢？再想想自己肌肉紧绷、无法挺直的后背是否觉得露背装从此与你绝缘了呢？不要沮丧，中医教你一种科学、有效的美背法——刮痧，只要坚持进行，一定能如愿以偿。

刮痧取穴

命门穴： 位于第 2 腰椎与第 3 腰椎棘突之间。
肾俞穴： 位于第 2 腰椎棘突旁开 1.5 寸处。
志室穴： 位于腰部，第 2 腰椎棘突下，旁开 3 寸处。
气海穴： 位于人体前正中线，脐下 1 寸半处。
关元穴： 位于脐下 3 寸处。
中极穴： 位于人体前正中线，脐下 4 寸处。

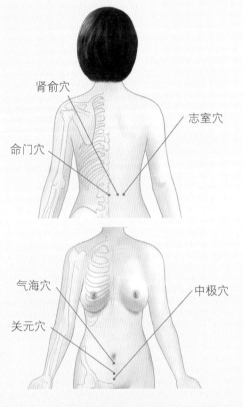

肾俞穴
志室穴
命门穴

气海穴
关元穴
中极穴

刮痧瘦身手法

❶ 用面刮法由上而下刮拭腰椎两侧，对腰椎附近的命门穴、肾俞穴、志室穴进行重点刮拭。

❷ 用面刮法由上而下刮拭气海穴、关元穴至中极穴段。

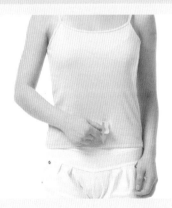

❷

瘦腰

超简单自查法

◎ 体重超标，腰围明显变粗，以往的裤子穿不上身。
◎ 腰部的皮肤松弛，赘肉非常明显，已出现了"游泳圈"。

【疾病常识面面观】

"我要获得小蛮腰"相信这是众多腰围粗壮的女孩子们梦寐以求的瘦身目标。那么，你找对瘦腰方法了吗？如果还没找到适合自己的减肥方式，不妨试一下老中医为你推荐的健康、科学的瘦腰法——刮痧。

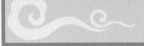

瘦腹

◎腹部赘肉横生。

超简单自查法

刮痧瘦身手法

❶用面刮法由上而下刮拭上腹部。

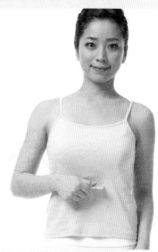

❷用面刮法刮拭中腹部，从肋缘下起向下刮拭至小腹骨盆上方。可隔衣刮拭，每天刮拭2次，每次10分钟。

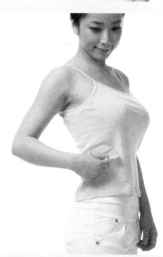

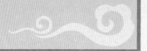

【疾病常识面面观】

许多女性朋友宣誓"不做小腹婆"，可是随着年龄的增长、孕育、长时间久坐等原因，肉嘟嘟的小腹找上了你。或许你吃过减肥药，练过收腹体操，节过食……但效果不甚明显，不妨试一试刮痧，坚持下去你会收到意外的惊喜。

【疾病辅疗小秘方】

运动瘦腹

提膝运动：找一把牢固的椅子，坐在椅子的边缘，膝盖弯曲，双脚平放于地面。收紧腹部，身体稍微后倾，将双脚抬离地面几厘米。保持稳定的动作，将膝盖拉向胸部，同时上身前屈。然后将双脚恢复原位，重复50次。

手臂仰卧起坐：平躺在床上，曲膝，双脚并拢钩住床头。用一条毛巾从后侧绕过颈部，双手各拉一端。收缩腹部，肩部抬起，后背慢慢卷起，再缓缓后仰，将要挨到床时继续起身，不断重复。

美臀

刮痧取穴

承扶穴：位于大腿后侧，臀下横纹的中点处。

环跳穴：位于股骨大转子最凸点与骶管裂孔连线的外1/3 与 2/3 的交点处。

承山穴：位于人体的小腿后面正中，腓肠肌两肌腹与肌腱交角处。

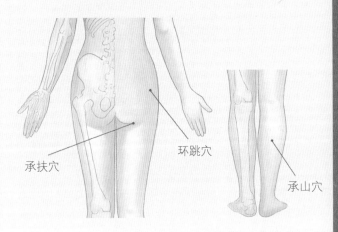

承扶穴

环跳穴

承山穴

刮痧瘦身手法

❶用面刮法从承扶穴起向上刮至臀部上端。

❷用面刮法刮试环跳穴以及承山穴。

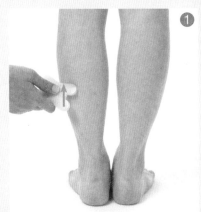

❶

超简单自查法

◎臀部扁平。

◎臀部下垂。

◎臀部过于肥大。

【疾病辅疗小秘方】

简易美臀运动：

步骤一：俯卧，头部轻松地放在交叉的双臂上。

步骤二：缓缓吸气，同时抬起右腿，在最高处暂停数秒，然后边吐气边缓缓放下。

步骤三：抬腿时足尖要下压，并且臀部不能离地。重复上述动作 20 次，然后换腿。每日进行一次。

【疾病常识面面观】

　　哪个女人不想拥有丰满、挺翘的臀部，这不仅能将曼妙的身材展现出来，还能突出女人的性感美。可是，以上问题又偏偏是多数女性朋友摆脱不了的困扰。到底怎样做才能重塑臀形，充分展现个人魅力呢？中医认为，刮痧能促进肌肉运动、加快气血运行、提高新陈代谢，是塑臀的理想选择。

瘦腿

超简单自查法
◎腿部粗壮。
◎腿部皮肤粗糙。

刮痧取穴

阴陵泉穴：位于小腿内侧，膝下胫骨凹陷处。

三阴交穴：位于内踝尖直上3寸，胫骨后缘处。

足三里穴：位于小腿前外侧，当犊鼻下3寸，距胫骨前缘一横指（中指）处。

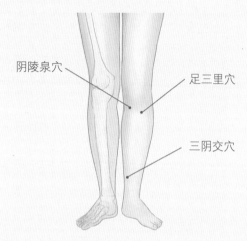

阴陵泉穴　　足三里穴　　三阴交穴

刮痧瘦身手法

❶用面刮法刮拭整个腿部，膝盖以上部位由下往上刮，膝盖以下部位由上往下刮。对于肉较厚的部位需加大刮痧力度。

❷对腿部的重点穴位三阴交穴、足三里穴、阴陵泉穴，要重点刮拭，可采取按揉法分别进行刺激。

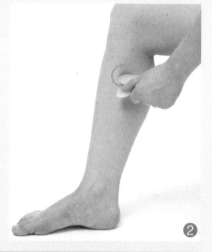

❷

【疾病常识面面观】

现如今，拥有一双修长、纤细、光滑、白皙的美腿已成了判定美女的重要标志。拥有一双美腿，无论是穿迷你裙还是小短裤都能让你信心百倍。那么，怎样才能让自己的大象腿、粗皮肤变得纤细、光滑呢？答案很简单——刮痧。

【疾病辅疗小秘方】

10分钟快速瘦腿法：

（1）双手交替抚摩。将双手的手掌全部贴在小腿肚周围，双手交替动作向上抚摩，共做10次。

（2）用双手扭动揉搓。双手的手掌紧贴包住腿肚肌肉，双手扭动进行揉搓，直到腿肚全部变热为止。

第六章

选择适合自身体质的刮痧养生术

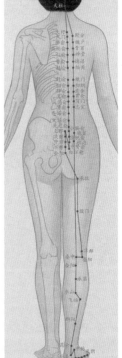

● 刮痧是传统医学中养生保健的重要方法之一。中医认为：「人分九种，各不相同。」意思是说，人按照体质划分大体可分为九种，每种体质都有各自的特性，所采取的刮痧方法也不尽相同。如果能正确掌握自身的体质类型，再配以合理选穴、科学刮拭，便能将刮痧的养生保健作用发挥到极致。在这九种体质类型中，平和体质是一种理想状态，也可称之为「最健康的状态」，所以本章不对此进行详述，重点放在其他8种问题体制上，希望读者朋友们能从中找到适合自己的养生方法。

气虚体质

超简单自查法

◎ 形体消瘦或偏胖。
◎ 面色白，语声低怯。
◎ 体倦健忘，脉虚弱。

【疾病常识面面观】

中医典籍《黄帝内经·素问》中对气虚体质记载："正气存内，邪不可干，邪之所凑，其气必虚"，意思是说，气足的人，抵抗力较强，不容易受各种病邪的侵袭，而气虚的人则会出现各种各样的症状，这就是所谓的气虚体质。气虚体质是由肺、脾、肾三脏功能不协调，特别是肺、脾功能不和造成的。中医刮痧可促进新陈代谢，改善气短乏力症状、消除疲劳。

刮痧取穴

肺俞穴： 位于第3胸椎棘突旁开1.5寸处。

脾俞穴： 位于第11胸椎棘突下，旁开1.5寸处。

胃俞穴： 位于背部第12胸椎棘突下，旁开1.5寸处。

志室穴： 位于腰部，第2腰椎棘突下，旁开3寸处。

肾俞穴： 位于第2腰椎棘突旁开1.5寸处。

膻中穴： 位于前正中线上，两乳头连线的中点处。

中府穴： 位于胸前壁的外上方，云门穴下1寸，前正中线旁开6寸，平第1肋间隙处。

列缺穴： 在前臂桡骨茎突上方，腕横纹上1.5寸处。

太渊穴： 位于手腕部，腕横纹上，拇指根部桡侧凹陷处。

阴陵泉穴： 位于小腿内侧，膝下胫骨凹陷处。

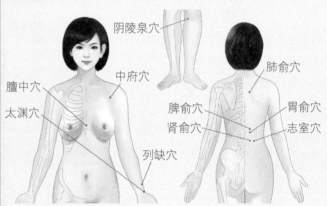

刮痧疗疾手法

❶ 用面刮法由上而下刮拭肺俞穴、脾俞穴、胃俞穴至肾俞穴段，并以单角刮法由上而下刮拭背部的志室穴。

❷ 用面刮法分别刮拭膻中穴及中府穴，由上而下进行刮拭。

❸ 用面刮法刮拭列缺穴至太渊穴，由上而下进行刮拭，再以单角刮法刮拭内关穴，由上而下进行刮拭。

❹ 用面刮法由上而下刮拭阴陵泉穴。

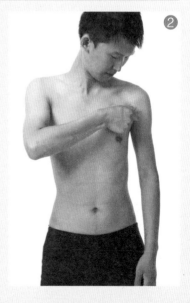

气虚体质快速诊断表

近期的身体状况	答案
1. 是否容易出现胸闷、心慌的感觉？	是○否○
2. 是否看上去很疲倦的样子，即使平时睡眠时间非常充足，连续工作两三个小时同样容易感到疲乏？	是○否○
3. 脸上是否容易出现色斑沉淀，颜色较浅，成块状，额头、口唇周围也易出现此种现象？	是○否○
4. 是否平时说话声音很低，总感觉没有力气说话，或者说话时有上气不接下气的感觉？	是○否○
5. 是否动不动就会患感冒，特别是天气变化较大或季节更替的时候，感冒的发生率很高，或者容易患传染性疾病？	是○否○
6. 是否容易出现呼吸短促的现象，如经常要连续急促地呼吸两次才能得到缓解，或呼吸时接不上气？	是○否○
7. 是否经常食欲缺乏，连续一段时间内不思茶饭，或者即便吃饭也感觉饭菜无味，吃完后会经常感觉有腹胀、消化不良的现象？	是○否○
8. 是否睡眠质量欠佳，例如醒得早，且再睡困难，或入睡后稍有动静就能察觉，或稍有不顺心的事就彻夜失眠，或即便睡着也噩梦连连，醒来时觉得全身疲惫？	是○否○
9. 是否厌恶喧闹，喜欢安静，懒得动，不喜欢外出运动，总想坐着或躺着？	是○否○
10. 是否容易出现头晕、头胀、头重脚轻，或站起时容易出现眩晕、眼花昏暗的现象？	是○否○
11. 是否运动量稍微加大，或简单运动后就觉得浑身疲惫，容易出虚汗？	是○否○
12. 是否经常出现面色苍白，或者有身体倦怠、腰膝酸软的现象？	是○否○
13. 是否经常出现记忆力差、近事易忘的现象，经常刚刚办完的事情，就忘得一干二净，或者学习、工作效率下降？	是○否○
14. 是否总发生情绪不稳定的现象，稍有不顺心的事情绪就会受到影响，心情经常不舒畅，爱生闷气，不愉快，常为一些小事苦恼，甚至有时候会觉得沮丧、悲伤？	是○否○

测试结果：如果在一年之中，以上 14 道测试题你有 9 种回答"是"，基本可以判定你属于气虚体质。

阴虚体质

内关穴：位于前臂前区，腕掌侧远端横纹上2寸，掌与肌腱桡侧腕屈肌腱之间。

列缺穴：位于前臂部，桡骨茎突上方，腕横纹上1.5寸处。

太渊穴：位于手腕部，腕横纹上，拇指根部桡侧凹陷处。

三阴交穴：位于内踝尖直上3寸，胫骨后缘处。

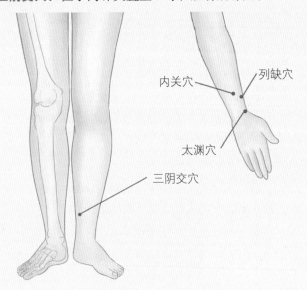

内关穴　列缺穴
太渊穴
三阴交穴

超简单自查法

◎五心烦热，易口渴，爱喝冷饮。

◎口臭，口腔溃疡。

◎眼睛发干，红血丝多。

◎睡眠差，急燥易怒。

【疾病常识面面观】

　　健康的最佳状态即是阴阳平衡，如果说体内的阳气是无形的，那么阴就是有形的物质，包括阴液、津液。在人体内，阴阳是相互制约的。倘若阳气占了上风，阴液亏虚，机体相关的脏腑组织失去濡养，出现内热，阴虚体质就此形成。刮痧则能有效促进阴虚症状尽快回康复。

刮痧疗疾手法

❶用面刮法由上而下刮拭列缺穴至太渊穴。

❷用单角刮法刮拭内关穴，由上而下进行刮拭。

❸用面刮法由上而下刮拭三阴交穴。

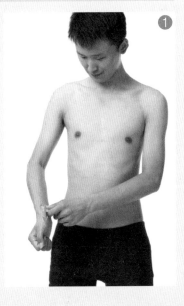

❶

阴虚体质快速诊断表

近期的身体状况	答案
1.是否常有口唇干燥、起皮的现象，尤其是在寒冷干燥的冬季？	是〇否〇
2.是否经常出现手心脚心发热、出汗的现象？	是〇否〇
3.是否容易便秘，或者大便干燥？	是〇否〇
4.是否常感觉皮肤干燥，容易长皱纹、眼睛或关节部位的皮肤干涩，或者四肢皮肤常出现脱皮现象？	是〇否〇
5.口唇的颜色是否比一般人显得更红，或者有些发暗？	是〇否〇
6.是否常出现虽然睡眠时间不长，但眼睛比较有神，思维正常的怪事？	是〇否〇
7.是否常有"盗汗"的问题，即便入睡时也会大汗淋漓，醒来以后出汗立即止住，特别是在冬季或冬春交替之际？	是〇否〇
8.是否常有周身皮肤发热的感觉，特别是到夏天更觉得痛苦难耐？	是〇否〇
9.使用电脑、看书、看电视时，是否没看多久就出现眼睛干涩、酸痛、疲劳或视物模糊的现象？	是〇否〇
10.两颧部位是否有潮红，或者面部常会出现红血丝，或者面部有发热的现象？	是〇否〇
11.是否经常出现情绪起伏不定，动不动就感到心浮气躁，或者莫名其妙地感觉心情压抑，变得敏感又多疑？	是〇否〇
12.是否经常感到口干舌燥、口渴难耐，或者喜欢吃冷食？	是〇否〇
13.是否有耐冷不耐热的现象？	是〇否〇
14.是否容易发怒，脾气较为暴躁，遇事容易冲动，特别是对于一些不顺心的事，常常出现怄气或者发脾气的现象？	是〇否〇

测试结果：如果在一年之中，以上14道测试题你有9种以上回答"是"，基本可以判定你属于阴虚体质。

【疾病辅疗小秘方】

饮食调养：一是多食粳米，其性比较平和，因为谷类除了补脾健胃以外，还有滋阴的作用。还可选用小米，有滋阴润燥的作用。二是多吃一些猪肉，特别是猪皮、猪骨髓等。猪肉是比较平和的，可以滋补阴气的。三是多吃水产品如甲鱼、龟肉，还包括墨鱼、海参、黄鱼等，都是补阴的。

起居调养：工作环境要尽量避开烈日酷暑，不要汗出太多，工作要安排有序，这点对阴虚体质的人养生保健非常重要，否则会经常焦急上火，这样更伤阴，就会形成恶性循环。另外阴虚体质的人不适合夏练三伏，否则又上火又伤阴。

阳虚体质

刮痧取穴

大椎穴：位于人体后正中线上，第7颈椎椎棘下凹陷处。

神堂穴：位于人体的背部，当第5胸椎棘突下，旁开3寸处。

至阳穴：位于第7胸椎棘突下凹陷中。

命门穴：位于第2腰椎与第3腰椎棘突之间。

心俞穴：位于人体的背部，当第5胸椎棘突下，左右旁开二指宽（1.5寸）处。

肾俞穴：位于第2腰椎棘突旁开1.5寸处。

志室穴：位于腰部，第2腰椎棘突下，旁开3寸处。

膻中穴：位于前正中线上，两乳头连线的中点处。

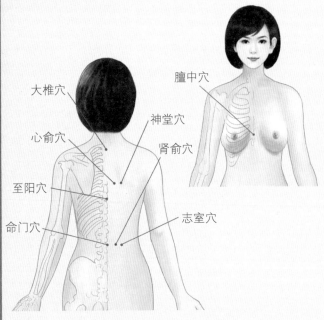

膻中穴
大椎穴
神堂穴
心俞穴
肾俞穴
至阳穴
命门穴
志室穴

超简单自查法

◎畏寒怕冷，手脚冰凉。

◎消化不良。

◎精神委靡，烦躁不安，难以入眠。

◎女性宫寒，痛经。

◎性功能减退。

【疾病常识面面观】

中医认为，阳气作为动力、火力，能保证体温恒定，而人体运行不息的津液、血脉遇冷则凝，遇温则行。除此之外，体内的阳气还可为人体提供能量，促进废弃物的排泄，鼓舞生机，保证生命之河清澈、畅通。倘若真阳微弱，生命力就不那么旺盛了，也就是我们所说的阳虚了，久而久之就会形成阳虚体质。刮痧则可预防阳虚体质的形成，同时对阳虚体质诱发的各种病症也具有改善和治疗作用。

刮痧疗疾手法

❶用面刮法从上到下刮拭背部的大椎穴、至阳穴至命门穴段。

❷用面刮法由上而下刮拭背部的心俞穴至肾俞穴。

❸用面刮法从上到下刮拭神堂穴至志室穴。

❹用单角刮法刮拭胸部的膻中穴。

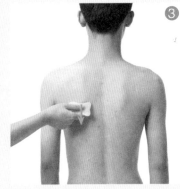

❸

阳虚体质快速诊断表

近期的身体状况	答案
1. 是否自我感觉非常怕冷，天气转凉或寒冷的时候，衣服比平常人穿得多？	是○否○
2. 是否比平常人更容易感冒，特别是当天气变化或季节转变的时候，或者吃（喝）了凉的、冰的食物以后？	是○否○
3. 是否经常出现手脚发凉，尤其是秋冬季节，即使衣服穿得很多，手足也没有温暖的感觉？	是○否○
4. 是否有头发稀疏，前额部的头发边缘向后退，头顶部头发稀少，头发发黄、干枯的问题？	是○否○
5. 是否有面色发白或白中带黄、皮肤干燥且没有光泽、睡眠不足或稍微有些劳累就容易生出黑眼圈的问题？	是○否○
6. 是否容易出现腹泻、腹胀、腹痛问题，特别是受凉或者吃（喝）凉的、冰的东西后？	是○否○
7. 是否容易疲劳，哪怕只做了一点事就觉得全身疲惫不堪，即使每天睡七八个小时，也有无精打采的感觉？	是○否○
8. 是否不能待在稍微冷一点的环境里，如冬季寒冷的屋里，夏天的空调房里等？	是○否○
9. 是否有胃脘部、背部或腰膝部怕冷的感觉，害怕碰凉水或淋雨？	是○否○
10. 是否经常有腹痛、腹泻的现象？	是○否○
11. 是否常感到口干、口中无味，但没有口渴的感觉，喜欢吃较热的食物或热饮？	是○否○
12. 是否有口唇暗滞，缺乏光泽的现象？	是○否○
13. 是否容易出现心跳加速、精神涣散、身体乏力疲倦的现象？	是○否○
14. 是否经常出现只要稍微活动一下，就满身大汗，还气喘吁吁的现象？	是○否○

测试结果：如果在一年之中，以上 14 道测试题你有 9 种以上回答"是"，基本可以判定你属于阳虚体质。

【疾病辅疗小秘方】

体育锻炼：因"动则生阳"，所以阳虚体质的人，要加强体育锻炼，而且要春夏秋冬，坚持不懈，每天锻炼 1 ~ 2 次。运动具体项目要根据体力强弱而定，如散步、打太极拳、慢跑、五禽戏、内养操、八段锦、工间操、球类活动和各种舞蹈活动等。

湿热体质

刮痧取穴

肝俞穴：位于背部，当第 9 胸椎棘突下，旁开 1.5 寸处。

胆俞穴：位于背部，当第 10 胸椎棘突下，旁开 1.5 寸处。

脾俞穴：位于第 11 胸椎棘突下，旁开 1.5 寸处。

胃俞穴：位于人体背部当第 12 胸椎棘突下，旁开 1.5 寸处。

中脘穴：位于人体的上腹部，胸骨下端和肚脐连接线中点处。

天枢穴：位于肚脐旁开 2 寸处。

气海穴：位于人体前正中线，脐下 1 寸半处。

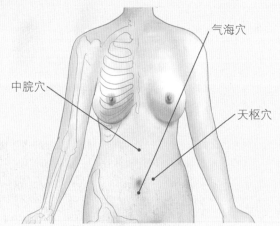

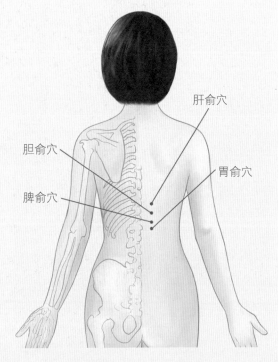

超简单自查法

◎ 肢体沉重，发热，且午后表现明显。

◎ 舌苔黄腻，口苦，脉滑数。

◎ 面垢油光，身重困倦。

◎ 大便黏滞不畅或燥结，小便短黄。

【疾病常识面面观】

所谓的湿热体质，就是指人体内有了多余的湿和热，且无法排出体外而形成的一种体质类型。特别是到了夏天，气温比较高，在外环境的影响下，体内环境不清洁，又湿又热，排泄不畅，反应在身体表面上即为皮肤油腻、口干口臭、小便发黄、大便黏滞等一系列的表现。中医认为，刮痧能预防湿热体质的形成，同时也能改善湿热体质诱发的多种病症。

刮痧疗疾手法

❶ 用面刮法由上而下刮拭人体背部肝俞穴、胆俞穴、脾俞穴至胃俞穴段。

❷ 用面刮法从上向下刮拭人体腹部的中脘穴至气海穴，再用单角刮法刮拭天枢穴。

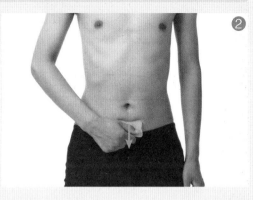

湿热体质快速诊断表

近期的身体状况	答案
1. 口腔是否出现牙齿没有光泽、牙齿发黄、牙龈呈深红色或暗红色的现象？	是○否○
2. 眼睛是否常出现红血丝、容易疲劳、经常酸痛、视物不清等现象？	是○否○
3. 面部是否经常油光发亮，特别是"T"字区，即便半小时前刚洗过脸，还觉得脸上油腻，泛起油光？	是○否○
4. 是否经常有身体沉重、浑身无力、困倦的现象，即使每天睡足9个小时，也常有昏昏欲睡的感觉？	是○否○
5. 是否经常出现口臭，或者嘴里有异味，胃内常反酸的现象？	是○否○
6. 皮肤是否较容易生痤疮，而且脓包大多属于脓包质，或者皮肤常出现化脓性的炎症？	是○否○
7. 面部是否常有不清洁、灰暗的感觉，如面色发黄、发暗、油腻？	是○否○
8. 是否常有呼吸费力，总有上气不接下气的感觉，胸口就像压了一块石头一般？	是○否○

测试结果：如果在一年之中，以上8道测试题你有一半以上回答"是"，基本可以判定你属于湿热体质。

【疾病辅疗小秘方】

湿热体质的人饮食清淡，多吃甘寒、甘平的食物，如绿豆、空心菜、苋菜、芹菜、黄瓜、冬瓜、藕、西瓜等。

痰湿体质

超简单自查法

◎ 体形肥胖，四肢水肿。

◎ 舌体胖大，舌边有齿痕。

◎ 手足冰凉，胸闷，痰多。

【 疾病常识面面观 】

所谓的痰湿体质，即是人体内水分过多，或体内的水分流通不畅，导致不是这里泛滥就是那里堵塞而出现的一种体质类型。中医认为，刮痧可以健脾胃、壮阳气，化解水湿内滞，可有效预防痰湿体质的形成，同时也能改善该体质引发的多种病症。不过，痰湿体质者在刮痧时不易出痧，此时不必非要刮出痧来，只要被刮拭的部位皮肤发红、产生热感即可。

刮痧取穴

肺俞穴：位于第 3 胸椎棘突旁开 1.5 寸处。

脾俞穴：位于第 11 胸椎棘突下，旁开 1.5 寸处。

三焦俞穴：在腰部第 1 腰椎棘突下，旁开 1.5 寸处。

肾俞穴：位于第 2 腰椎棘突旁开 1.5 寸处。

膀胱俞穴：位于身体骶部，第二仙椎左右旁开二指宽处，与第二骶后孔齐平处。

中府穴：位于胸前壁的外上方，云门穴下 1 寸，前正中线旁开 6 寸，平第 1 肋间隙处。

上脘穴：在上腹部前正中线上，肚脐正中上 5 寸处。

中脘穴：在上腹部，胸骨下端和肚脐连接线中点处。

下脘穴：位于人体上腹部，前正中线上，肚脐正中上 2 寸处。

章门穴：位于人体的侧腹部，腋中线，第一浮肋前端，当屈肘合腋时肘尖所触的部位即是此穴。

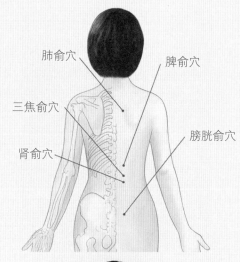

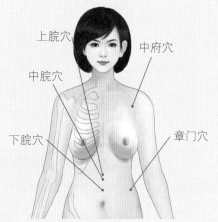

刮痧疗疾手法

❶ 用面刮法由上而下刮拭背部的肺俞穴、脾俞穴、三焦俞穴、肾俞穴至膀胱俞穴段。
❷ 用面刮法由上而下刮拭上脘穴、中脘穴至下脘穴段。
❸ 用面刮法刮拭中府穴及章门穴。

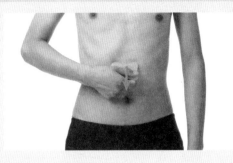

❷

痰湿体质快速诊断表

近期的身体状况	答案
1. 嘴里是否经常有黏腻的感觉，特别是早上起床后黏腻感更加明显?	是○否○
2. 是否爱长痤疮，且多数为脓包，或者皮肤常出现化脓性炎症?	是○否○
3. 是否觉得头发总是油腻不堪，或者额头、鼻子爱出油，特别是早上醒来或下午脸部就会有黏腻感，而且洗脸后不到 30 分钟，油光又会出现?	是○否○
4. 平时是否有痰多的感觉，即使没有感冒，也会有咽喉堵塞有痰的感觉，特别是晚上睡觉时，一躺下痰就涌向咽喉部?	是○否○
5. 阴雨天或者处于潮湿的环境中，是否感觉有东西噎在气管里，而且很多时候会有一种喘不上来气的感觉，打个嗝不适症状会适当减轻，但过不了多久，又会出现喘不过气的感觉?	是○否○
6. 是否觉得身体沉重不堪，四肢倦怠无力，懒得动，爱睡懒觉?	是○否○
7. 上眼睑是否有轻微的水肿现象，容易出眼袋?	是○否○
8. 是否爱出汗，特别是腋窝处，汗出不止、有异味，但不是狐臭?	是○否○
9. 性格是否表现得沉稳、自控能力强、有忍耐力、遇事稳重、对事物有很强的洞察力、能冷静地判断事情、做事有条理、务实谨慎?	是○否○
10. 是否喜欢吃油腻、甜腻的精细食物，如糖果、甜点等?	是○否○
11. 舌苔是否经常出现白腻或者整个舌苔厚厚的感觉?	是○否○
12. 是否肥胖，腹部赘肉多、常有腹部胀满的感觉?	是○否○
13. 是否容易感到胸闷，或腹部胀满不适，有消化不良的现象?	是○否○
14. 用手指按压双臂、大腿或小腿肚的肌肉，是否有小坑出现?	是○否○

测试结果：如果在一年之中，以上 14 道测试题你有 9 种以上回答"是"，基本可以判定你属于痰湿体质。

气郁体质

超简单自查法

◎神情抑郁，情感脆弱。

◎舌淡红，苔薄白，脉弦。

◎女性有时乳房及小腹胀痛，月经不调，痛经。

【疾病常识面面观】

什么是气郁体质呢？从生理感受上来讲，会出现胸闷发堵、郁郁寡欢、爱生闷气。从病理上来看，会出现胃脘、胸腹、肋胁、乳房胀痛。中医建议，每天刮痧1次，对预防及改善气郁体质非常有效。

刮痧取穴

魂门穴： 位于人体的背部，当第9胸椎棘突下，旁开3寸处。

肝俞穴： 位于背部，当第9胸椎棘突下，旁开1.5寸处。

阳纲穴： 位于人体背部，第10胸椎棘突下旁开3寸处。

胆俞穴： 位于背部，当第10胸椎棘突下，旁开1.5寸处。

膻中穴： 位于前正中线上，两乳头连线的中点处。

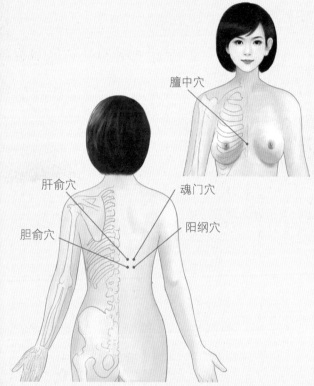

膻中穴

肝俞穴　　魂门穴

胆俞穴　　阳纲穴

刮痧疗疾手法

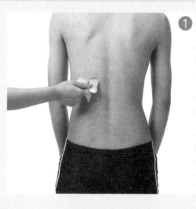

❶ 用面刮法由上而下刮拭背部的魂门穴至阳纲穴。

❷ 用面刮法由上而下刮拭背部的肝俞穴至胆俞穴。

❸ 用单角刮法由上而下刮拭胸部的膻中穴。

❶

气郁体质快速诊断表

近期的身体状况	答案
1. 是否经常无缘无故地叹气，且有喘不过气来的感觉？	是○否○
2. 是否有容易发愁、伤感、感情非常脆弱、多疑、主观臆断，经常一副心事重重的样子，哪怕身边一件很小的事都能影响心情，有时经常无缘无故地感到委屈，有种想哭的感觉，或者说不出什么原因，突然间会担心很多事情？	是○否○
3. 是否经常情绪低落，感到闷闷不乐、悲痛欲绝，或为了某件不如意的事而出现悲观失望，且这些不良情绪可持续半个月以上？	是○否○
4. 是否经常发脾气，容易因为一些小事情生气，或者容易激动，常忍不住发火？	是○否○
5. 是否出现形体消瘦的现象？	是○否○
6. 是否常出现胃脘胀满、疼痛、食欲缺乏、饭后反胃、胃部反酸的现象？	是○否○
7. 是否经常感到害怕、孤独，或者容易受到惊吓？	是○否○
8. 是否容易感到精神紧张，总有焦虑不安、坐卧不宁的现象？	是○否○
9. 两胁是否常出现疼痛的感觉，且女性会出现月经不调的现象？	是○否○
10. 是否总感觉咽喉部有异物，吐不出来又咽不下去？	是○否○
11. 是否出现睡眠质量不佳的现象，如晚上难以入睡，早上很早醒来，且醒来后不易继续入睡，或睡眠较轻，稍有动静就能察觉，或稍有不顺心的事就彻夜难眠，或整夜做梦，醒来时觉得很累？	是○否○
12. 是否有偏头痛的问题，特别是感到苦闷、忧伤、生气、精神紧张、焦虑等情绪变化较大的时候？	是○否○
13. 是否每遇到天气不好的时候，特别是阴雨绵绵的季节，情绪就会有不同程度的变化，总感觉无所适从、心情压抑、情绪低落？	是○否○
14. 是否经常出现脸色灰暗的现象，如皮肤没有光泽、无血色，面色呈黯黄、蜡黄、灰黄、枯黄等？	是○否○

测试结果：如果在一年之中，以上 14 道测试题你有 9 种以上回答"是"，基本可以判定你属于气郁体质。

【疾病辅疗小秘方】

在每晚睡觉前或春天来的时候，把两手搓热，擦胁肋部，疏通肝脏，可有效改善气郁体质。

血瘀体质

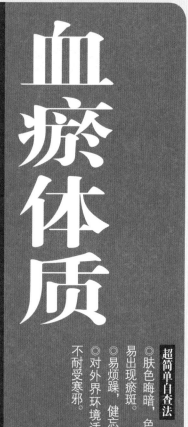

超简单自查法

◎ 肤色晦暗，色素沉着，容易出现瘀斑。

◎ 易烦躁，健忘。

◎ 对外界环境适应能力差，不耐受寒邪。

【疾病常识面面观】

　　血液是维持人体正常生命活动的物质基础，血管则是血液流通的通道。正常情况下，血液在血管中畅通运行，将营养物质输送到身体的各个部位，确保机体正常运转。中医认为，血液的运行过程中偏离了脉络，就成了"离经之血"，便失去了原有的作用。这些"离经之血"越积越多并加重局部的堵塞状况，如此便形成了恶性循环，血瘀体质也就此形成了。刮痧疗法能有效预防血瘀体质的形成，同时也可疏经活络、活血化瘀，改善血瘀体质引发的病症。

刮痧取穴

大椎穴：位于人体后正中线上，第7颈椎椎棘下凹陷处。

心俞穴：位于人体的背部，当第5胸椎棘突下，左右旁开二指宽（1.5寸）处。

肺俞穴：位于第3胸椎棘突旁开1.5寸处。

肝俞穴：位于背部，当第9胸椎棘突下，旁开1.5寸处。

胆俞穴：位于背部，当第10胸椎棘突下，旁开1.5寸处。

膻中穴：位于前正中线上，两乳头连线的中点处。

中庭穴：位于胸部，当前正中线上，平第5肋间，即胸剑结合部。

少海穴：屈肘，当肘横纹内侧端与肱骨内上髁连线的中点处。

曲泽穴：位于肘横纹中，当肱二头肌腱的尺侧缘。

尺泽穴：位于肘横纹中，肱二头肌腱桡侧凹陷处。

血海穴：位于大腿内侧，髌底内侧端上2寸，当股四头肌内侧头的隆起处。

足三里穴：位于小腿前外侧，当犊鼻下3寸，距胫骨前缘一横指（中指）处。

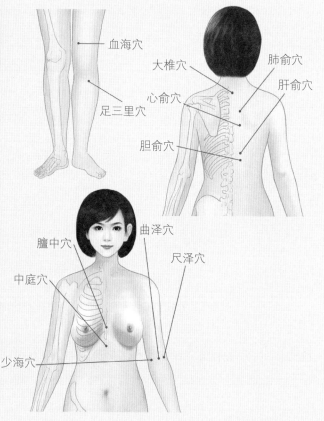

刮痧疗疾手法

① 用面刮法由上而下刮拭背部的肺俞穴、心俞穴、肝俞穴至胆俞穴段。

② 用面刮法由上而下刮拭背部的大椎穴。

③ 用面刮法胸部的膻中穴至中庭穴，由上而下进行刮拭。

④ 用面刮法分别刮拭肘窝处的曲泽穴、少海穴及尺泽穴。

⑤ 用面刮法刮拭血海穴以及足三里穴，由上而下进行刮拭。

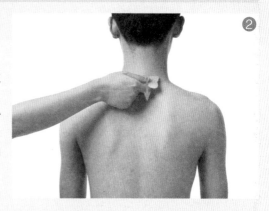

血瘀体质快速诊断表

近期的身体状况	答案
1. 是否经常莫名其妙的心烦气躁，看什么都不爽，动不动就发火、生气？	是○否○
2. 鼻子是否容易出血，或轻微碰撞后就出血，秋冬季节最严重？	是○否○
3. 是否有头发容易脱落、干枯、分叉，或皮肤干燥、易起皱纹的现象？	是○否○
4. 舌头颜色是否偏紫或暗红，或者有瘀点，舌头下面的脉络颜色紫暗？	是○否○
5. 是否经常出现牙龈红肿、牙龈出血的现象，如火气大时流血，或者刷牙时出血，或者睡觉时就会流血？	是○否○
6. 身体是否稍有磕碰就会落下紫斑，或者莫名其妙地出现青紫？	是○否○
7. 面色是否晦暗，且容易出现黄褐斑？	是○否○
8. 两颧部是否有细微红丝？	是○否○
9. 是否出现记忆力差，刚刚做过的事情转眼就忘记了，工作、学习效率非常差？	是○否○
10. 口唇的颜色是否发绀？	是○否○
11. 是否长伴黑眼圈？	是○否○
12. 女性是否有痛经，且久治不愈？	是○否○

测试结果：如果在一年之中，以上 12 道测试题你有 7 种以上回答"是"，基本可以判定你属于血瘀体质。

特禀体质

超简单自查法

◎易患哮喘、荨麻疹、花粉症等。

◎常见打喷嚏、鼻塞、咽痒等。

【疾病常识面面观】

　　特禀体质是指一类体质特殊的人群。该类体质者大致可分为三种：第一种是遗传病体质，该种体质是因先天性遗传性造成的体质缺陷。第二种是胎传性疾病，就是母亲在妊娠期间受到不良影响并将其传到胎儿体内，影响其生长发育，及发生相关疾病。第三种是过敏体质，例如过敏性鼻炎、过敏性哮喘、过敏性紫癜等过敏性疾病。这类病症均属于中医可调范围内。以下的刮痧方法，能提高人体的免疫力、调理脏腑功能、改善因气虚引发的各种过敏症状。

刮痧取穴

肩井穴：位于肩胛区，第 7 颈椎棘突与肩峰最外侧点连线的中点处。

肺俞穴：位于第 3 胸椎棘突旁开 1.5 寸处。

心俞穴：位于人体的背部，当第 5 胸椎棘突下，左右旁开二指宽（1.5 寸）处。

脾俞穴：位于第 11 胸椎棘突下，旁开 1.5 寸处。

胃俞穴：位于人体背部当第 12 胸椎棘突下，旁开 1.5 寸处。

肝俞穴：位于背部，当第 9 胸椎棘突下，旁开 1.5 寸处。

魂门穴：位于人体的背部，当第 9 胸椎棘突下，旁开 3 寸处。

胆俞穴：位于背部，当第 10 胸椎棘突下，旁开 1.5 寸处。

肾俞穴：位于第 2 腰椎棘突旁开 1.5 寸处。

中脘穴：位于人体的上腹部，胸骨下端和肚脐连接线中点处。

中府穴：位于胸前壁的外上方，云门穴下 1 寸，前正中线旁开 6 寸，平第 1 肋间隙处。取穴时，可双手叉腰立正站好，锁骨外侧端下缘的三角窝中心是云门穴，由此窝正中垂直往下推一条肋骨处即是本穴。

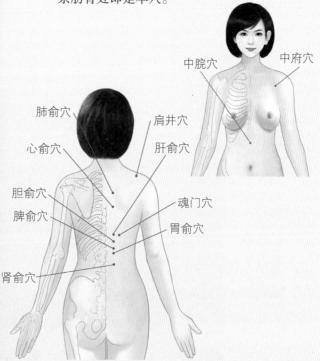

中脘穴　中府穴　肺俞穴　肩井穴　心俞穴　肝俞穴　胆俞穴　魂门穴　脾俞穴　胃俞穴　肾俞穴

刮痧疗疾手法

❶ 用面刮法刮拭人体背部的肩井穴以及肺俞穴、心俞穴、肝俞穴、胆俞穴、脾俞穴、胃俞穴至肾俞穴段，全部由上而下进行刮拭。

❷ 用面刮法由上而下刮拭中府穴。

❸ 用面刮法刮拭中脘穴，由上而下进行刮拭。

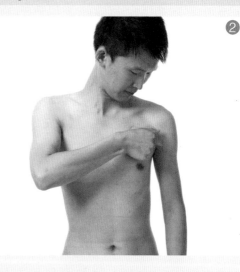

特禀体质快速诊断表

近期的身体状况	正确回答
1. 是否经常患荨麻疹、风疹等皮肤病？	是○否○
2. 是否闻到异味或到了季节更替、温度变化时就会出现咳嗽、气喘、胸闷的现象？	是○否○
3. 是否经常无缘无故的打喷嚏？	是○否○
4. 是否经常有鼻塞、流鼻涕或流眼泪的现象，即便没感冒也会如此？	是○否○
5. 吃过某些药物、食物，或接触过油漆、涂料之类的东西，或在新装修的房子中久留后会出现一些过敏现象，如皮肤起点状或块状的红疹，且伴皮肤瘙痒等？	是○否○
6. 是否经常无缘无故地出现腹痛、恶心、呕吐、腹泻等症状，特别是吃过东西后恶心、呕吐的现象出现的频率较高，或者吃点凉东西就腹泻，即便是天气炎热的夏天也经常如此？	是○否○
7. 皮肤只要轻轻一抓是否就会出现明显的瘙痕，或者周围皮肤红一片？	是○否○
8. 眼睛是否经常出现血丝、瘙痒或红肿的症状？	是○否○
9. 每到春季或秋季就会感到咽喉发痒、肿痛、有异物感等？	是○否○
10. 皮肤是否因过敏出现过紫红色瘀点或瘀斑？	是○否○

测试结果：如果在一年之中，以上 10 道测试题你有 6 种以上回答"是"，基本可以判定你属于特禀体质。

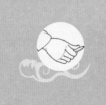